Reinhard Klees

Over chloorvermindering in de urine bij acute koortsige ziekten en hare afhankelijkheid van eene aandoening der nieren

Elibron Classics
www.elibron.com

Elibron Classics series.

ISBN 0-543-70195-6 (paperback)
ISBN 0-543-70194-8 (hardcover)

This Elibron Classics Replica Edition is an unabridged facsimile of the edition published in 1885 by Scheltema & Holkema's boekhandel, Amsterdam.

OVER

Chloorvermindering in de urine bij acute koortsige ziekten

EN

HARE AFHANKELIJKHEID VAN EENE AANDOENING DER NIEREN.

OVER

Chloorvermindering in de urine bij acute koortsige ziekten

EN

HARE AFHANKELIJKHEID VAN EENE AANDOENING DER NIEREN.

ACADEMISCH PROEFSCHRIFT,

TER VERKRIJGING VAN DEN GRAAD VAN

Doctor in de Geneeskunde,

AAN DE UNIVERSITEIT VAN AMSTERDAM,

OP GEZAG VAN DEN RECTOR MAGNIFICUS

Mr. L. DE HARTOG,

Hoogleeraar in de Rechtsgeleerdheid,

VOOR DE FACULTEIT TE VERDEDIGEN

op **DONDERDAG** 19 November 1885, des namiddags te 2½ uur,

DOOR

REINHARD KLEES,

Arts,

GEBOREN TE AMSTERDAM.

AMSTERDAM
SCHELTEMA & HOLKEMA'S BOEKHANDEL
1885.

AAN MIJNEN VADER.

Aan het einde van mijne academische studiën gekomen, is het mij een aangename plicht, U allen, Professoren en Docenten, wier onderwijs ik genoten heb, mijn welgemeenden dank te betuigen, voor al wat door U voor mijne wetenschappelijke vorming is verricht.

Inzonderheid denk ik daarbij aan U, hooggeleerde STOKVIS, hooggeachte promotor!

Onder uwe bizondere leiding werkzaam te zijn, uwen vriendschappelijken omgang te mogen genieten, is voor mij een voorrecht, dat ik niet hoog genoeg kan waardeeren, en waarvoor ik steeds erkentelijk zal blijven.

Het is mij daarenboven een behoefte U mijnen warmen dank te brengen, zoowel voor uwe voorlichting en uwen steun bij het verrichten mijner experimenten, alsook voor de buitengewone hulpvaardigheid mij bij het samenstellen van mijn proefschrift betoond.

Ook tot U, zeergeleerde BINNENDIJK, wensch ik een woord van oprechten dank te richten voor de vele nuttige wenken, die ik van U mag ontvangen.

Het is niet noodig hier met vele woorden te zeggen wat gij, mijn vader, voor mij waart en zijt. Slechts de innige wensch moet mij van het hart, dat ik thans ook, naar mijne krachten voor U een steun zal mogen zijn.

En gij mijne vrienden! die reeds voor het meerendeel in de groote maatschappij zijt verspreid, en voor een deel ook ver van hier U bevindt, het is in deze dagen inzonderheid dat ik terugdenk aan de gezellige en onvergetelijke studentenjaren te zamen doorleefd. Onze vriendschapsbanden hebben hunne hechtheid reeds bewezen.

INHOUD.

INLEIDING.

Tot de karakteristieke afwijkingen in de quantitatieve samenstelling der urine, geloosd door lijders aan pneumonia crouposa, behoort de buitengewoon geringe hoeveelheid der daarin aanwezige chloorverbindingen. Ook bij andere acute, met hooge koorts gepaard gaande ziekten, werd dezelfde afwijking herhaaldelijk gevonden, en door talrijke onderzoekers bij een groote reeks van ziektegevallen bestudeerd. In hoofdzaak mogen hier dan naast de pneumonie genoemd worden de typhus exanthematicus, de typhus abdominalis, de febris recurrens, terwijl wij voor het oogenblik ter zijde laten de minder veelvuldig onderzochte gevallen van rheumatismus art. acutus, scarlatina, morbilli, pleuritis, pericarditis, phlebitis, peritonitis enz. enz., waarbij ook nu en dan de chloorvermindering gevonden werd. In een groot aantal nauwkeurig waargenomene gevallen vond men buitendien herhaaldelijk, dat de vermindering der chloorverbindingen in de urine door een tijdperk van — zelfs overmatige — vermeerdering, vaak met de reconvalescentie samenvallende, werd gevolgd. Een postfebriele of epikritische vermeerdering dus, die tot het aannemen eener tijdelijke retentie van het Cl. in het organismus aanleiding gaf.

Hoe die vermindering en vermeerdering te verklaren? Ziedaar de vraag, die reeds de eerste ontdekker van het feit zich als van zelf heeft gedaan, en die daarna nog dikwijls herhaald en op zeer verschillende wijzen beantwoord is. Eenstemmigheid is tot op dit oogenblik nog niet verkregen, en het is daarom, dat ik onder de leiding van mijn hooggeachten leermeester Prof. STOKVIS eenige experimenten heb verricht, in de hoop daardoor iets te kunnen bijdragen tot de kennis der processen, die hierbij in het spel zijn.

Het schijnt ons wenschelijk, de mededeeling der door ons verrichtte experimenten door een historisch overzicht te doen voorafgaan, dat echter bij de zeer uitgebreide literatuur over dit onderwerp geenszins op volledigheid aanspraak maakt.

Het zal slechts dienen, om te doen zien, welke denkbeelden omtrent dit vraagstuk in den loop der tijden zijn ontwikkeld.

HOOFDSTUK. I.

De verklaringen der chloorvermindering in de urine bij koortsige ziekten.

In 1849 verscheen onder den titel van „Beobachtungen am Harne bei Lungenentzündungen" 1) Dr. Wilhelm Redtenbacher's, reeds 3 jaren te voren verricht, onderzoek. Hij was de eerste, die zich afvroeg, of het mogelijk zou zijn verband te vinden tusschen de hoeveelheid anorganische zouten in de urine en de verschillende stadia van typisch verloopende ziekten. En daar trof hem al aanstonds het feit, dat hij bij lijders aan pneumonie, in het stadium der hepatisatie, soms in het geheel geen en vaak slechts sporen chloor kon aantoonen, terwijl bij de reconvalescentie weder de gewone hoeveelheid dezer stof in de urine optrad. In niet minder dan 80 gevallen werd dit feit aangetroffen, en op grond daarvan door hem voor „constant" verklaard.

1) Zeitschr. der K. K. Gesellsch. d. Aerzte zu Wien 1850. S. 373.

Eene uitspraak, die alle latere onderzoekers bevestigden. Redtenbacher deed geen eigenlijke quantitatieve onderzoekingen. Hij schatte slechts het chloorgehalte naar het door nitras argenti verkregene praecipitaat, maar de verschillen waren zoo groot, dat zij aan duidelijkheid niets te wenschen overlieten. Met de door hem gestelde vraag voor oogen is het niet te verwonderen, dat hij een direct verband tusschen de hoeveelheid chloor in de urine en het stijgen of dalen van het ontstekingsproces meende te moeten aannemen. Omtrent de vraag echter, waar dan dat teruggehoudene chloor in het organisme blijft, laat Redtenbacher zich zeer voorzichtig uit, als hij slechts zegt „dass das Chlor anderweitig müsse verwendet werden" en daarna de wenschelijkheid van verdere onderzoekingen betoogt. En toch blijkt, als men zijn verhandeling doorleest, ten duidelijkste zijn meening. Van de koorts wordt niet gesproken, evenmin van de exsudaten, maar steeds van de „Entzündung". Wanneer hij zegt „Ist die Entzündung, oder besser gesagt die Hepatisation, in der Lösung begriffen, so erscheint auch das Chlor im Harne allmählig wieder, bis es zur Zeit der vollendeten Lösung in grosser Menge wieder vorhanden ist," zoo is het niet twijfelachtig, welke voorstelling Redtenbacher zich omtrent de „Verwendung" der chloorverbindingen vormt. Te meer blijkt dit uit de bevreemding, waarmede hij verklaart: „ja das Chlor war oft schon im Harne nachweisbar, ehe noch die Percussion über den Eintritt der Resorption einen Aufschluss gab." Ja ten slotte zelfs uit den toon, waarop hij schrijft „Es kann nicht verhehlt werden, dass das Verschwinden des Chlors auch im Verlaufe des Typhus, des acuten Gelenkrheumatismus, der Bronchitis capillaris beobachtet wird."

Reeds REDTENBACHER voorkomt de tegenwerping, als zou de vermindering van het chloor afhankelijk zijn van de verminderde opneming van spijzen, door de bewering, dat dan alle patiënten, die weinig eten, hetzelfde verschijnsel zouden moeten vertoonen. Ook liet hij bovendien zijn lijders aan pneumonie, van het begin der ziekte tot aan hunne geheele genezing, dagelijks ac. mur. dil. gebruiken, zonder vermeerdering van chloor in de urine waar te nemen.

De verklaring, die wij bij REDTENBACHER als tusschen de regels lezen en volgens welke het chloor in de pneumonische exsudaten zou worden teruggehouden, werd het eerst openlijk verdedigd door BEALE 1). Deze verrichtte een reeks van onderzoekingen bij lijders aan pneumonie, en bepaalde het chloorgehalte — thans in getallen uitgedrukt — niet alleen in de urine, maar ook in het bloed en in de sputa. De urine vertoonde het bekende verschijnsel; in het bloed werd minder chloor dan normaal gevon-

---

1) Medico-chirurgical Transactions. Vol. XXXV. Kidney diseases, urinary deposits and calculous disorders. London 1869, pag. 204.

den, terwijl de sputa zeer rijk aan ClNa bleken te zijn. Ook het exsudaat uit gehepatiseerde longen bleek veel ClNa te bevatten en in volkomen overeenstemming daarmede vond hij het bloed tijdens de resorptie van het exsudaat juist betrekkelijk rijk aan chloornatrium. Hij besluit dan ook zijn mededeeling met de conclusie „The absence of chloride of Sodium from the urine during the stage of hepatisation seems to depend upon a determination of this salt to the inflamed lung."

Zie hier dus de eerste positieve uitspraak.

Verder voortgaande in de literatuur, vindt men haar nergens in dezen absoluten vorm terug en het is dan ook niet waarschijnlijk, dat hierin de geheele oplossing van het proces gevonden zou zijn. Dat een ontstoken long, ten gevolge van het daarin bevatte exsudaat meer ClNa bevat dan een gezonde long — zooals Beale beweert — is à priori niet onmogelijk. Maar of de daarbij in het spel zijnde quantiteiten eenigszins in overeenstemming zijn met de volgens het urine-onderzoek teruggehouden hoeveelheden, daaromtrent vindt men bij Beale geen nadere opgaven.

Heller 1) gelooft evenzeer aan de vastlegging van ClNa in het exsudaat en noemt zelfs de urine, waarin het keukenzout wederom in groote hoeveelheid optreedt, „Resorptionsharn." Omtrent het onderzoek van het bloed

---

1) Heller's Arch. 1847, pag. 522.

echter bericht hij herhaaldelijk en met nadruk, dat hij bij zijne veelvuldige bepalingen in het tijdperk, waarin de urine geen, of slechts sporen ClNa bevatte, in het bloed niet alleen steeds een normale, maar zelfs eene meer dan normale hoeveelheid aantrof. In volkomen tegenstelling dus met de straks medegedeelde bewering van BEALE.

Wanneer men nu andere schrijvers over dit onderwerp raadpleegt, dan vindt men al spoedig oppositie tegen de „exsudaten-theorie," als ik haar zoo eens noemen mag. VALENTINER 1) voert aan, dat ook bij andere acute ziekten, zelfs zonder de vorming van geprononceerde exsudaten — zooals bij typheuze koortsen — eene vermindering van het chloor in de urine wordt waargenomen; een argument dat men later telkenmale terugvindt. Zoo ook bij TRAUBE 2), die er echter nog aan toevoegt, dat in sommige gevallen de retentie van het Cl. nog aanhield, nadat de resorptie van het exsudaat reeds had plaats gehad. Verder, dat hij dikwijls bij kleine infiltraten een veel sterkere retentie vond dan bij zeer uitgebreide pneumonische exsudaten, zoodat er geen congruentie tusschen beide processen bleek te bestaan, en hij eindigt dan ook met de ondubbelzinnige conclusie: „Die Er-

1) Valentiner. Die chem. Diagn. in Krankheiten. Berlin 1860, pag. 116.

2) Traube. Die Sympt. d. Krankh. d. Resp. u. Circ. Apparats, Berlin 1867, pag. 114.

scheinung kann also unmöglich etwas mit dem Vorgange der Exsudation gemein haben."

Na een dergelijke uitspraak verwacht men als van zelf een nieuwe verklaring van den schrijver, en deze blijft dan ook niet uit als TRAUBE vervolgt: „Um so wahrscheinlicher ist es mir, dass sie mit gewissen Veränderungen des Verdauungs-apparates zusammenhängt, die, wie die Pneumonie, so auch andere fieberhafte Krankheiten begleiten können, und eine verminderte Resorptionsfähigkeit der Gastrointestinal Schleimhaut zur Folge haben." Ook VALENTINER had reeds een dergelijke zienswijze verkondigd.

A priori niet onaannemelijk, maar slechts hypothetisch vastgesteld, heeft zij in latere jaren moeten zwichten voor het nauwkeurige experimenteele onderzoek van RÖHMANN 1), waaruit o. a. bleek dat ondanks het voorkomen eener niet geringe hoeveelheid ClNa in de toegediende spijzen, de hoeveelheid daarvan in de faeces bij pneumonie steeds minimaal was, — volkomen in overeenstemming met HEGAR's bekende onderzoekingen, die in de faeces van normale individuen ook bijna geen Cl. had aangetroffen. Zelfs de typische faeces van een lijder aan ileo-typhus, bevatten eene geringe hoeveelheid ClNa

1) Rohmann. Ueber die Ausscheidung der Chloride im Fieber Zeitschr. Klin. Med. 1880, p. 513.

in tegenspraak met een argument van VALENTINER, die het verlies van ClNa met de faeces bij typhus ter verklaring der chloorvermindering in de urine aanvoert. Dat er echter met dunne ontlasting meer ClNa verloren kan gaan, dan met gebondene, is niet te ontkennen. Reeds HELLER 1) beweert dit, o. a. op grond van proefnemingen met jood- en broomzouten, die hij per os invoerde, en die, ofschoon in alle andere lichaamsvloeistoffen overgegaan, in faeces van normale of vaste consistentie niet konden worden teruggevonden, terwijl dit in dunne ontlasting (hetzij spontaan of kunstmatig opgewekt) wel het geval was.

Eene andere verklaring vergt thans onze aandacht.

Door de vele en grondige onderzoekingen van VOIT, FORSTER e. a., zijn de volgende feiten omtrent de rol van de anorganische zouten en die van het ClNa in het bizonder, bij de stofwisseling van het dierlijk organismus, met groote zekerheid vastgesteld. In de eerste plaats, dat een organismus bij overmatigen toevoer van ClNa, juist zooveel van dit zout afgeeft als het in het voedsel ontvangt. In de tweede plaats, dat bij vermindering of onthouding van het ClNa in het voedsel, de met de urine uitgevoerde hoeveelheid belangrijk daalt, terwijl het ClNa-gehalte van bloed en weefsels, met een kleine speelruimte, constant blijft. Welnu — zoo vindt men hier en

---

1) Heller's Arch. 1847, p. 524.

daar geredeneerd — pneumonici en lijders aan acute ziekten nemen schier geen voedsel en dus ook geen ClNa tot zich, terwijl zij hiermede in de reconvalescentie weder aanvangen! Voorwaar een zeer eenvoudige verklaring, maar die ons slechts weinig bevredigt. Ten eerste toch daalt, zelfs bij absolute inanitie, het Cl Na gehalte der urine slechts zeer langzaam tot o, terwijl dit bij pneumonici, soms reeds enkele dagen na het ontstaan der ziekte, het geval is. En vervolgens houdt deze verklaring geen rekening met het feit der epikritische hyperexcretie. Bij de physiologische proeven is, bij terugkeer tot een Cl-houdende dieet, daarvan geen sprake. Integendeel, aanvankelijk wordt een deel van het aangevoerde teruggehouden, en eerst langzamerhand treedt het vorige evenwicht weder op. Bovendien heeft men het geheele proces van retentie en hyperexcretie ook bij die pneumonici aangetroffen, die gedurende de waarneming elken dag nauwkeurig hetzelfde voedsel gebruikten, om niet eens te spreken van de proeven met opzettelijke toediening van ClNa, waarop later wordt teruggekomen.

Wij komen thans tot een andere verklaring, die ook wel de stofwisseling ten grondslag heeft, maar nu de door het koortsproces pathologisch gewijzigde stofwisseling. Zij is afkomstig van Röhmann, en door hem in zijn reeds bovenaangehaalde prijsvraag, waarin hij er naar streefde de balans van in- en uitvoer voor het ClNa bij zijne patienten met nauwkeurigheid vast te stellen, gepubliceerd. Het is de koorts met hare gevolgen, die volgens hem de ClNa-retentie bewerkt. Tijdens de koorts heeft er — zoo leest men — weefselverval plaats, waardoor orgaan-eiwit in circulatie-eiwit wordt veranderd. Van dit laatste wordt een gedeelte terstond in zijn eindprodukten omgezet, het overige wordt in het lichaam teruggehouden. In het „plasma" verbindt het teruggehoudene gedeelte zich met chloornatrium, en deze vastlegging veroorzaakt natuurlijk eene min of meer belangrijke vermindering van het chloor in de urine. Eerst wanneer tijdens of na de crisis de teruggehoudene hoeveelheid eiwit wordt ontleed en de daaruit afkomstige stikstof met de kritische resp. epikritische ureumexcretie uit het lichaam wordt verwijderd, eerst dan wordt ook het chloornatrium weder vrij en verlaat nu in eene, met de vroegere retentie overeenkomende, hoeveelheid het organismus.

Waarlijk een spitsvondige hypothese.

Jammer echter, dat Röhmann haar niet als zoodanig, maar als de verklaring der chloornatrium-retentie verkondigt met een overtuiging, waartoe zijne onderzoekingen hem het recht niet geven.

Wanneer wij eerst een oogenblik stilstaan bij de proef, die ten bewijze strekken moet, dat een in ClNa-evenwicht verkeerende hond, bij plotselingen toevoer van een vrij groote hoeveelheid vleesch, minder Cl. met de urine verwijdert dan te voren, dan wil ik deze proef en de wijze, waarop daaruit eene definitieve tabel geconstrueerd wordt, niet aan een strenge kritiek onderwerpen. Röhmann zelf erkent het minder „elegante" van die proef, en belooft haar later te zullen herhalen. Alleen stip ik hier aan, dat langs dezen weg niet blijkt, of de hoeveelheid eiwit, die, krachtens de te geringe ureumexcretie en de vermeerdering van het lichaamsgewicht, in het organismus van den hond achterblijft, nu juist circulatie-eiwit en geen orgaan-eiwit is. Neemt men de verklaring van Röhmann nader in oogenschouw, dan moet men bekennen dat deze, door de koorts en hare gevolgen voorop te zetten en daaruit het verschijnsel der retentie af te leiden, het groote voordeel aanbiedt, het bizondere der verschillende ziekteprocessen buiten rekening te kunnen laten. Koorts komt immers bij alle acute hier in aanmerking komende ziekten voor, en is dan de gemeenschappelijke oorzaak. In Röhmanns onderzoekingen zelve treft ons intusschen al aanstonds het feit, dat hij slechts in de drie door hem medegedeelde gevallen van pneumonie een retentie — en waarlijk niet eens een belangrijke — gevonden heeft. In een geval van typhus exanthematicus, waarin juist de meest intensieve koorts voorkomt, en de temperatuur voortdurend 40° C. overschrijdt, vindt men den eenen dag een licht vermeerderde, den anderen dag een ietwat verminderde hoeveelheid Cl., m. a. w. geene retentie in de hier bedoelde beteekenis. De waarnemingen bij dezen patient konden ongelukkigerwijze slechts weinige dagen vervolgd worden. Bij een geval van ileo-typhus, dat gedurende vele dagen werd onderzocht, bleek — Röhmann stemt het zelf toe — evenmin retentie te bestaan, ofschoon de temperatuur belangrijk verhoogd was; de avondtemperaturen toch wisselen de eerste 7 dagen van het onderzoek tusschen 39.5° en 40.1°. Nu zou men meenen, dat Röhmann hieruit moest afleiden, dat er, tenminste niet bij elk geval van typhus, Cl.-retentie behoeft plaats te hebben. Dit is intusschen niet het geval. Hij meent, dat alleen gedurende het tijdperk der waarneming bij zijn patient de oorzaak der retentie ontbroken heeft. Zoo vindt men trouwens ook bij andere schrijvers gevallen van langdurige koortsige ziekten medegedeeld, waarin het verschijnsel der chloorvermindering ter nauwernood wordt waargenomen. Aangezien nu echter in alle deze gevallen de koorts waarlijk niet ontbreekt, zoo wordt het geloof aan het bestaan van een oorzakelijk verband tusschen beide processen hierdoor reeds zeer geschokt. Daar dit Röhmann zelven niet ontgaat, maakt hij, om zijn hypothese te handhaven, eene scheiding tusschen acute en subacute koortsige ziekten. Bij de laatste meent hij, dat, zoodra de koorts langer aanhoudt, een oogenblik zal intreden, waarop het plasma het maximum van opnemingsvermogen van eiwit heeft bereikt, waarop dus geen chloornatrium meer kan worden vastgelegd; de retentie houdt op en er wordt wederom evenzooveel ClNa door de nieren verwijderd als er in het voedsel wordt opgenomen. Wederom — men moet het bekennen — een met beleid gekozen wending in de verklaring, maar waarvoor de bewijzen ontbreken.

Nu zal wel niemand ontkennen, dat werkelijk de koorts bij typhus veel langer aanhoudt dan bij pneumonie. In het door RÖHMANN onderzochte geval echter bleek de temperat. op den 21sten dag 's m. en 's av. 36.7° en bleef daarna normaal, terwijl reeds een week te voren de morgen-remissie was aangevangen. Dat dit geval zich dus tegenover andere gevallen van typhus, waarbij wel retentie van ClNa gevonden werd, door een langdurige koorts zou kenmerken, mag niet worden beweerd. De aanvankelijke retentie en het oogenblik, waarop deze voor een evenwicht tusschen in- en uitvoer plaats maakt, zijn in de tabel niet te vinden. Het is waar, de onderzoekingen, waarover de tabel loopt vangen eerst op den 10den dag van de ziekte aan, en het verschijnsel zou dus reeds voorbij kunnen zijn. Maar daaromtrent is ons niets bekend en het bestaan hiervan blijft geheel hypothetisch 1).

Waar nu RÖHMANN niet op wijst en wat dunkt mij toch voor de hand ligt, is, dat, indien zijne opvatting juist ware, een maximale vermeerdering van ClNa in de reconvalescentie van den ileo-typhus niet zou mogen

1) Bij Unruh [Virchow's Arch. XLVIII, p. 262] vindt men enkele gevallen opgeteekend, waarbij de eerste dagen zich door een bizonder laag chloorgehalte kenmerken. De diagnose was daar echter typheuze pneumonie.

ontbreken. In het verloop dier ziekte immers wordt, volgens zijne eigene hypothese, het plasma met aan ClNa gepaard eiwit gesatureerd, en het maximum van retentie daardoor bereikt. Schoon wel is waar hier geen crisis optreedt, en de vermeerdering dus ook niet zoo plotseling zal wezen, zoo moet toch het geretineerde ClNa weêr verwijderd worden.

De door RÖHMANN medegedeelde tabel strekt zich nu inderdaad ook tot de reconvalescentie uit, aangezien het onderzoek nog meerdere dagen werd voortgezet, nadat de temperatuur weder tot den norm was teruggekeerd. En wat vindt men nu in dat tijdperk? Eene zoo kleine vermeerdering van ClNa, dat RÖHMANN zelf haar als „gering" qualificeert.

En nu nog een enkel woord over de schijnbaar zoo aannemelijke verklaring, dat het chloornatrium weêr vrij komt, als het eiwit, waaraan het gebonden was, wordt omgezet, dus op het oogenblik der epikritische ureumexcretie.

Zonder mij te begeven in de kwestie van het ureumgehalte der urine vóór, tijdens en na de koorts, waarin het laatste woord mede nog niet is gesproken, houd ik mij alleen aan de gevallen, waarin RÖHMANN zelf de ureum-excretie nauwkeurig heeft gecontrôleerd en met de hoeveelheid stikstof in het gebruikte voedsel heeft vergeleken. En wat vindt men nu? In het eerste geval van pneumonie een lichte aanduiding van het te verwachten verschijnsel in dien zin, dat op den dag vóór de epikritische chloor-excretie, een vermeerdering van het ureum gevonden wordt. Op de drie volgende dagen ontbreken echter de bepalingen en vangen niet weer aan, voordat een groot deficit in het ureum aantoont, dat een deel van het opgenomen eiwit in het lichaam wordt vastgelegd. In de overige gevallen blijkt van een samengaan eener epikritische ureumvermeerdering met de chloorvermeerdering niets, zoodat, volgens mijne meening, het bewijs, ook voor dit gedeelte van de hypothese, door Röhmann niet is geleverd.

Op de aangevoerde gronden meenen wij niet zoo aanstonds het causale verband tusschen koorts en vermindering der chloorexcretie te kunnen toegeven. Uit de door Röhmann zelf medegedeelde gevallen moeten wij immers wel afleiden, dat het niet aangaat het bizondere der verschillende met koorts gepaard gaande ziekteprocessen buiten rekening te laten. Buitendien moeten wij hier nog wijzen op een reeds sinds lang bekend feit, dat Röhmann merkwaardigerwijze noch vermeldt noch verklaart. Bij febris intermittens werd immers een vermeerdering van het chloornatrium in de urine tijdens de koortskoude herhaaldelijk gevonden. Door talrijke onderzoekers geconstateerd, ik noem slechts Vogel, Huppert, Gee, Rosenstein e. a., vindt men dit versehijnsel in vele handboeken vermeld. Ik wensch hier op de appreciatie daarvan niet nader in te gaan, noch de bizondere gevallen aan een nadere bespreking te onderwerpen. Alleen meen ik te moeten beweren dat Röhmann ons van dit feit, als met zijne hypothese direct in tegenspraak, rekenschap verschuldigd is.

Naast de vermeldde, weinig bevredigende verklaringen, die de chloorvermindering in de urine nu eens aan verminderden toevoer, dan weder aan het gebruik daarvan ter wille van exsudaten of circuleerend eiwit willen toeschrijven, moet nu nog op eene andere beschouwing de aandacht worden gevestigd.

Herhaaldelijk is gebleken, dat overvloedig gebruik van water door vermeerdering der water-excretie langs de nieren gevolgd wordt, en gepaard gaat met chloorvermeerdering in de urine 1). Er grijpt hierbij als het ware een uitspoeling plaats, die door een vermindering in de volgende dagen gevolgd wordt. Aangezien nu bij den pneumonicus tijdens de hooge koorts de hoeveelheid urine belangrijk verminderd is, en de crisis door een vermeerderde diurese wordt gevolgd, zoo werd hierin door Vogel e. a. de verklaring voor de onregelmatigheden in de ClNa-excretie gezocht.

Deze zienswijze heeft waarlijk iets zeer aannemelijks. Hierbij dient echter ten eerste te worden opgemerkt

---

1) Merkwaardig genoeg vermeldt Vogel: „Durch wassertrinken steigt der Gehalt bald. Nach Biergenuss is die Chlormenge ausserordentlich gering. Neub. u. Vogel 1867, p. 44.

dat in de experimenten, waarbij plotseling een groote hoeveelheid water wordt ingevoerd, het procentgehalte der urine aan ClNa daalt, terwijl door de groote quantiteit urine in de 24 uren de totale hoeveelheid Cl. grooter wordt dan gewoonlijk. Bij den pneumonicus nu daalt en stijgt het procentgehalte met de totale hoeveelheid, zooals b. v. duidelijk blijkt in tabel A op pag. 28. Bovendien nemen de patienten tijdens het koorts-stadium gewoonlijk zeer veel water tot zich, ja dikwijls meer dan in de reconvalescentie, juist omgekeerd dus als in de aangehaalde experimenten. Wordt de chloorvermindering op rekening der verminderde water-excretie gebracht, zoo verschuift men daarmede de questie en ziet zich dan voor de verklaring der waterretentie geplaatst.

Intusschen volgt uit het feit, dat de vermeerdering der hoeveelheid urine gewoonlijk op hetzelfde tijdstip der ziekte optreedt, als die van het Cl., nog geenszins dat de eene noodzakelijk de oorzaak is van de andere. Men zou zelfs kunnen vragen, welke van de twee het primaire moment is en of zij niet beide weder van ééne gemeenschappelijke oorzaak afhangen. Waar zij zich echter te gelijkertijd voordoen, vergemakkelijken zij — om zoo te zeggen — elkander het werk. In de vele tabellen nu, die thans overal in de literatuur te vinden zijn en op deze questieën betrekking hebben, treft men eene enkele maal uitzonderingen aan, die in deze natuurlijk van zeer veel belang zijn. Als voorbeeld laat ik hier eenige waarnemingen bij een pneumonicus volgen uit de tabel, die FRAENKEL 1) om andere redenen heeft meenen te moeten mededeelen. Patient gebruikte dagelijks de zelfde dieet:

Datum.	Temperatuur. Morgen.	Temperatuur. Avond.	Urinehoev.	ClNa in 24 uur, in grammen.
14 Mei	39.8	40.1	1144	1.6
18 Mei	37.6	38.	1020	1.42
21 Mei	37.2	37.2	1010	3.53
23 Mei	36.8	37.5	1150	12.42

Daar echter in verreweg de meeste gevallen zoowel bij pneumonie als bij andere koortsige ziekten het chloor en de hoeveelheid urine tegelijkertijd afnemen, zoo dringt zich onwillekeurig het denkbeeld aan ons op, dat een gemeenschappelijke oorzaak voor beide verschijnselen hier in het spel is. En zoo kom ik ten slotte als van zelf tot de laatste verklaring, die daarin bestaat, dat het keuken-zout in het bloed terugge-houden zoude worden ten gevolge eener verandering in de nieren. In chronologische volgorde is zij de laatste niet. Integendeel, reeds vroeger geuit, was zij reeds door RÖHMANN weêrsproken, voordat

1) Fränkel, Charité-Annalen. II Jg. 1875, p. 321.

hij tot zijne, straks medegedeelde, beschouwingen overging. Met opzet werd zij door ons tot het laatst bewaard, omdat zij ons van veel belang toeschijnt en daarom in het volgende Hoofdstuk afzonderlijk zal behandeld worden.

HOOFDSTUK II.

Nieraandoening en chloorvermindering in de urine.

Ook bij de behandeling van dit gedeelte van ons onderwerp wenschen wij allereerst de literatuur te raadplegen. En dan vinden wij reeds bij VALENTINER 1) na zijne boven aangehaalde verklaringen, ten slotte deze woorden: „Theilweise endlich, aber in dunkelster Weise abhängig von generellen Stoffwechsel-alterationen oder specifischer Mitleidenschaft der Nierensecretion.“ Ook bij HELLER 2) vindt men een aanduiding derzelfde meening, waar hij, getroffen door de groote hoeveelheid ClNa in het bloed en het bijna ontbreken daarvan in de urine, tot de conclusie komt, dat er een „Hinderniss in der Ausscheidung" is, die in den normalen

1) Valentiner l. c. p. 117.

2) Heller l. c. p. 523.

toestand niet bestaat. Hij zegt echter terstond daarop „Worin aber dieser Hinderniss besteht, dies zu erklären ist mir nicht möglich.” En zoo vindt men hier en daar nog enkele dergelijke mededeelingen zonder verdere argumentatie.

Bij de behandeling van een aan ons onderwerp verwante kwestie, wordt het verschijnsel der postfebriele ureum-excretie bij pneumonie door FRAENKEL 1) aan terughouding van ureum in het organismus, ten gevolge van beperking der nierfunctie tijdens deze ziekte, toegeschreven. FRAENKEL grondt zijne hypothese op het algemeen bekende feit, dat tijdens de koorts de meeste secerneerende organen, zoowel stoornissen in hun functie als in hun struktuur ondergaan (verminderde zweetsecretie, parenchymateuze degeneratie van lever, nieren enz.). Ten gevolge dezer veranderingen wordt ook de functie der nieren gestoord. Zij kunnen niet terstond al het ureum elimineeren, dat tijdens de hooge koorts, in het organismus gevormd was en blijken daartoe eerst in staat wanneer de stoornis verdwenen is. In aansluiting hieraan schreef SCHOLTZE 2) kort daarna een dissertatie over ditzelfde onderwerp. Hij deed proefnemingen met het invoeren van gemakkelijk aantoonbare zouten bij koortsende patiënten en komt geheel instem-

1) Fraenkel, Charité-ann. 1875 p. 320. Zeitschr. f. klin. Med. 1880 p. 385.

2) A. Scholtze, Ueber die Ursachen der epikritischen Harnstoffausscheidung, Inaug-Diss. Berlin 1879

mende met FRAENKEL tot het volgende resultaat: „Die Frage, ob diese Verlängerung der Ausscheidungszeit durch eine mangelhafte Secretionsfähigkeit der Nieren bedingt ist, glaube ich daher ohne zu grosse Bedenken mit: Ja, beantworten zu können."

Keeren wij echter tot de chloorvermindering en chloorretentie terug, dan vinden wij deze verklaring nergens krachtig verdedigd, wel ernstig bestreden. RÖHMANN 1) meent in zijne, reeds meermalen aangehaalde, verhandeling, alvorens tot zijne nieuwe hypothese over te gaan, den mogelijken invloed van nieraandoening op de chloorretentie experimenteel weerlegd te hebben en LEUBE 2) in het door hem in vereeniging met SALKOWSKI bewerkte handboek, baseert zich geheel op deze onderzoekingen, wanneer hij schrijft: „Von einer mangelhaften Secretionsfähigkeit der Nieren kann also nicht die Rede sein." Wanneer men nu echter de onderzoekingen van RÖHMANN naslaat, om daarin de afdoende argumenten te lezen, dan vindt men zich zeer teleurgesteld. Het is RÖHMANN zelf, die der kritiek het werk vergemakkelijkt, als hij te midden zijner positief uitgesprokene conclusiën, als zou de stoornis in de nierfunctie door hem zijn buitengesloten, deze noot plaatst: „Den Einwand, dass ich die Funktionsfähigkeit der Nieren in Bezug

---

1) l. c.

2) Salkowski u, Leube, Die Lehre vom Harn. Berlin 1882. p. 465.

auf die Chlorausscheidung nur an solchen Fällen prüfte, wo ich überhaupt keine Retention erhielt, behalte ich mich vor durch weitere Untersuchungen zu prüfen". Wat toch is het geval? Röhmann ging van de zeer juiste redeneering uit, dat hij bij zijne patiënten willekeurig een groote hoeveelheid ClNa moest invoeren, om te zien, of de nieren in staat zouden zijn deze te laten passeeren. Nu heeft hij echter deze proef juist verricht bij het ons reeds bekende geval van ileo-typhus en bij een ander van acuut gewrichtsrheumatismus, waarbij mede geen retentie was aangetoond. Zoolang hij ons dus geene meerdere gegevens ter beschikking stelt, kan men niet met hem medegaan in de bewering, dat belemmering der nierfunctie is buitengesloten.

En als Röhmann dan zoo ondubbelzinnig verklaart „Zweitens zeigen uns diese beide Fälle, dass die Chloride, auch wenn sie in abnorm grossen Mengen eingeführt werden, trotz bedeutend erhöhter Körpertemparatur vollständig und ebenso wie unter normalen Verhältnissen von den Nieren ausgeschieden werden", dan komt men wederom in de verzoeking om te vragen of het dan wel de koorts is, die de retentie bewerkt, of dat juist in deze gevallen een andere oorzaak — bv. aandoening der nieren — heeft ontbroken of minder op den voorgrond getreden is.

Ter wille van het historisch overzicht moet ik er op wijzen, dat reeds Redtenbacher (zie pag. 5) zijn pneumonici ac. mur dil. toediende zonder vermeerdering van ClNa in de urine te vinden, dat BEALE 1) zegt „the same results are observed if salt be given to them" en dat TRAUBE 2) van sommige zijner patienten tijdens de retentie bericht: „Sie nahmen kochsalzhaltige Nahrung in verhältmissmässig grosser Menge zu sich." Terwijl persoonlijke ervaringen omtrent deze kwestie ons ontbreken, vonden wij bij MURCHISON 3) een geval van typhus exanthematicus, waarin de urine nauwelijks een spoor ClNa bevatte, zelfs niet nadat den patient de beide vorige dagen telkens 9 gr. keukenzout waren toegediend.

Wanneer wij nu de vraag naar het bestaan eener nieraandoening bij pneumonie, typhus en andere acute ziekten meer van nabij in het oog vatten, dan zullen wij in de eerste plaats op het voorkomen van eiwit in de urine bij die ziekten te letten hebben.

Reeds BECQUEREL 4) zegt in het jaar '41, dat hij bij 21 gevallen van pneumonie negenmaal albumen in de urine heeft gevonden en ook BEALE noteerde bij zijn pneumonici het voorkomen van eiwit. Soms maakt het wel is waar den indruk, alsof dit feit niet zoo algemeen als vaststaande wordt aangenomen. Zoo betoogt FRAENKEL 5) het wenschelijke van voortaan

---

1) l. c. 2) l. c.

3) Murchison. Die typhoïden Krankh. Deutsch v. Zuelzer Braunschweig 1867, p. 99.

4) Becquerel. Séméiotique des Urines 1841, p. 332.

5) Fraenkel l. c. pag. 329.

te letten op het voorkomen van eiwit in de urine, om daaruit een argument te putten voor zijne verklaring der postfebriele ureum-excretie. Alleen den febris recurrens noemt hij als een ziekte, waarin de urine, tijdens de aanvallen, steeds eiwithoudend bevonden wordt. Ook DICKINSON 1) in zijn uitvoerig handboek noemt onder de ziekten waarbij een voorbijgaande albuminurie wordt waargenomen, erysipelas, typhus, pyaemie, acuut gewrichts-rheumatismus, maar de pneumonie wordt daarbij niet genoemd.

Dit zijn echter de uitzonderingen. In de groote meerderheid der werken over dit onderwerp vindt men het veelvuldig voorkomen van albumen in de urine van lijders aan croupeuze pneumonie wel degelijk vermeld. Zoo bv. zegt NIEMEYER in zijn bekend handboek: „Bei den meisten Pneumonien tritt im Urine eine bald geringe, bald grössere Menge von Eiweiss auf" en zelfs RÖHMANN deelt als ter loops onder de bijzonderheden der urine bij zijn eerste geval mede: „Harn anfangs etwas eiweisshaltig." Het is naar het ons voorkomt echter niet noodig, de geheele literatuur omtrent deze kwestie hier aantevoeren, aangezien herhaalde waarneming ons de zekerheid heeft gegeven, dat tijdens de pneumonia crouposa albumen in de urine inderdaad zoo goed als constant voorkomt.

Niet alleen in de 20 gevallen, die ik persoonlijk on-

---

1) Dickinson, Diseases of the kidney, London 1877, part II. pag. 335.

der behandeling had, maar ook in alle andere gevallen van croupeuze pneumonie, op de klinieken van Prof. Stokvis en van Prof. Pel in de laatste jaren waargenomen, en waarbij op dit punt opzettelijk de aandacht gevestigd is, werd albuminurie steeds tijdens het stadium der akme gevonden. Of nu bij dit constante optreden van eene vaak niet onbelangrijke hoeveelheid albumen nog een bizonder karakter van de waargenomene pneumoniën of een meerdere praedispositie van ons volk voor nieraandoeningen in het spel is, durf ik niet beslissen. Zonder mij verder met beschouwingen omtrent de intensiteit en den duur dezer albuminurie in te laten, wensch ik alleen op het feit zelf te wijzen en in aansluiting daaraan eenige urine-onderzoekingen, door mij in een geval van pneum. crouposa verricht mede te deelen.

De patient vertoonde gedurende het geheele verloop der ziekte slechts in de linker axilla op een omschreven plaats de verschijnselen van bronchiaal-ademen en crepiteerende rhonchi, terwijl hij gedurende de waarneming zich dagelijks volkomen aan dezelfde dieet hield.

De resultaten van het verrichtte onderzoek bevat tabel A.

TABEL A.

Juni 1885.	Hoeveelheid Urine in 24 u.	Sp. Gw.	Eiwit.	Cl. %	Cl. in 24 u.	Ur. %	Ureum in 24 u.	
17/18	625	1025	flink aanw.	0	0	—	—	av. temp. 39°
18/19	1000	1022	aanw. maar minder.	0,02	0,2	—	—	's m. crisis temp. 36°.4
19/20	875	1020	spoor aanw.	0,34	2,975	4.5	39,38	
20/21	± 1800	1012	geen spoor	0,76	13,68	2,1	37,8	
21/22	2500	1007	afw.	0,4	10,0	1,4	35,0	
22/23	2000	1012	afw.	0,44	8,8	1,4	28,0	
23/24	1750	1012	afw.	0,62	10,85	1,8	31,5	
24/25	1875	1010	afw.	0,42	7,875	1,5	28,13	

Uit deze tabel blijkt, hoe 1° juist op het tijdstip, dat het Cl. in de urine geheel of bijna ontbreekt, eene duidelijke en flinke albuminurie bestaat, hoe 2° met het verminderen en verdwijnen dier albuminurie de hoeveelheid chloor in de urine toeneemt, zoodat de dag van het verdwijnen van het eiwit juist met dien der hyper-excretie van het Cl. samenvalt, 3° hoe op de dagen der chloorvermindering in de urine, niet alleen de geheele hoeveelheid Cl., maar vooral ook het procentgehalte allerbelangrijkst is afgenomen, om verder regelmatig te stijgen en op den dag der hyper-excretie een hoogte te verkrijgen, die verder gedurende de reconvalescentie niet weder bereikt wordt, 4° hoe op den dag na de crisis, waarop het chloor nog duidelijk verminderd en het eiwit nog in sporen aanwezig is, de totale hoeveelheid ureum in de urine desniettegenstaande de grootste is van de geheele waarneming, 5° hoe eindelijk van den 19den—21sten, terwijl het procentgehalte der urine aan Cl. van den eenen op den anderen dag meer dan verdubbeld wordt, bij het procentgehalte aan ureum juist het omgekeerde en wel een vermindering tot meer dan de helft wordt waargenomen.

Ten opzichte van de verdere koortsige ziekten is het interessant, dat reeds BECQUEREL, 1) sprekende over albuminurie zonder morbus Brightii, zich als volgt uitlaat: „Dans le cours d'une maladie aigue fébrile l'albuminurie est en général peu abondante, et s'y montre fort irrégulièrement." Wij vragen thans echter inzonderheid naar den ileo-typhus, die naast de pneumonie het meest onze aandacht waardig is. De gevallen van ware nephritis, na of tijdens typhus ontstaan, nemen wij hier evenmin in aanmerking als de enkele medegedeelde gevallen van pneumonische nephritis. Ook behoeven wij ons niet te verdiepen in de kwestie omtrent het bestaan en de beteekenis van den zoogenaamden renalen vorm van den typhus, daar reeds GUBLER 2) omtrent het voorkomen van eiwit bij den gewonen ileo-typhus beweert: „Sur plusieurs centaines de cas, qui sont passés sous

---

1) Becquerel l. c. p. 119.

2) Dict. encycl. d. Sc. méd II, 2me Partie, p. 478.

mes yeux depuis plus de quinze ans, je ne l'ai jamais trouvé en défaut." Een zoo veelvuldig voorkomen van eiwit wordt door andere schrijvers niet toegegeven. MURCHISON 1) vermeldt een reeks van statistische bescheiden door hemzelf en andere onderzoekers bijeengebracht, waaruit als eindresultaat slechts bij ongeveer $^1/_3$ der gezamenlijke gevallen albumen zou worden gevonden. Daarentegen zegt GRIESINGER „Eiweiss führt der Harn in der sehr grossen Mehrzahl der Fälle von Ileotyphus, aber sehr häufig bloss vorübergehend einige Tage lang." Wanneer nu ROSENSTEIN 2) mededeelt, dat hij in 1857 een geheele epidemie waarnam, waarbij de urine in schier alle gevallen eiwit en cylinders, zij het ook slechts voorbijgaande, bevatte, dan is de weg ter verklaring van het uiteenloopende dezer opgaven als van zelf aangewezen. Het is toch hoogst waarschijnlijk, dat zoowel het eigenaardig karakter der verschillende epidemiën als de meerdere of mindere heftigheid der infectie hier in het spel zijn. Men behoeft niet eens te twijfelen aan de nauwkeurigheid, waarmede in alle gevallen het voorkomen zelfs van kleine hoeveelheden eiwit in de urine werd onderzócht.

En hiermede meen ik reeds genoeg gronden te hebben aangevoerd voor de bewering, dat albuminurie bij

---

1) Murchison l. c. p. 488.

2) Rosenstein Die pathologie u. therapie d. Nierenkrankheiten. Berlin 1870, p. 83.

lijders aan pneumonie en typhus een zooal niet constant, dan toch zeer menigvuldig voorkomend verschijnsel moet heeten.

Het aanwezig zijn nu van eiwit in de urine is en blijft een gewichtig feit, dat ons op een abnormale functie der urine-bereidende organen — de nieren wijst.

Het zou ons hier te ver voeren, als wij ons in de verschillende beschouwingen en verklaringen omtrent den oorsprong dezer albuminurie wilden verdiepen. Als wij wilden bespreken en beslechten, of de naam van „febriele albuminurie" haar zoo dikwijls gegeven eene juiste is. Als wij wilden nagaan, of zij soms als een gevolg van een dyscrasischen toestand moet worden opgevat, en hare oorsprong dus een haematogene zou zijn, dan wel of wij de pathologisch-anatomische en histiologische veranderingen in de nieren bij hare verklaring op den voorgrond moeten plaatsen. Omtrent deze veranderingen nu zouden wij verder kunnen vragen, of zij bestaan in eene door sommigen gevondene vettige degeneratie der nier-epithelia, of in de meer algemeen geconstateerde troebele zwelling en parenchymateuze degeneratie, dan wel of zij ons het recht geven om van een voorbijgaande nephritis te spreken, zij het dan een „katarrhale nephritis", zooals ROSENSTEIN haar noemt, een glomerulo-nephritis, een diffuze nephritis, of wel een „infectieuze nephritis," zooals de nieuwere schrijvers haar gewoonlijk aanduiden. Dit alles zou waarlijk reeds stof te over voor eene afzonderlijke verhandeling leveren. Wij meenen echter met de tegenwoordig in de pathologische anatomie heerschende beschouwingen het beste rekening te houden, als wij de albuminurie bij acute infectie ziekten opvatten als een gevolg van de inwerking van infectieuze stoffen op de nieren, daarbij in het midden latende, of hier mikro-organismen zelve in het spel zijn, dan wel een chemisch gif, dat misschien aan mikro-organismen zijn ontstaan te danken heeft en door de nieren moet passeeren.

Als wij nu weder tot de chloorvermindering terugkeeren, dan herinneren wij allereerst aan de uitspraak van STOKVIS 1), die, na de meening van WUNDT, ROSENTHAL e. a., omtrent den invloed van ClNa op het ontstaan van albuminurie te hebben weêrlegd, zich aldus uitlaat: „Si l'albuminurie pathologique est accompagnée plus d'une fois d'une diminution du sel marin, cette diminution ne peut être regardée comme la cause mais comme la suite du passage de l'albumine." Ziehier een hypothese, die ons als van zelve tot de vraag brengt, welke veranderingen het Cl-gehalte der urine in goed geconstateerde gevallen van nephritis vertoont. Raadplegen wij daartoe BARTELS 2), dan lezen wij dat bij acute nephritis, die tot algemeene waterzucht voert,

---

1) Stokvis, Récherches exp. s. l. condit. path. de l'albuminurie. Bruxelles 1867. pag. 30.

2) Bartels in v. Ziemssen's Handbuch der Spec. Path. u Ther. band IX. pag. 246.

eene geringe hoeveelheid ClNa (4—5 gr. daags) in de urine wordt gevonden. In één geval echter, waar de nephritis als een gevolg van peripleuritis optrad en tot geen noemenswaard oedeem aanleiding gaf, werd gemiddeld 14 gr. daags geëxcerneerd. Een hoeveelheid, die waarlijk niet gering te noemen is. Bij de bespreking der chronische parenchymateuze nephritis vindt men een geval vermeld, waarbij gedurende de eerste periode der waarneming gemiddeld minder ClNa werd gevonden dan tijdens de tweede periode, maar toch altijd een subnormale hoeveelheid. Bij interstitieele nephritis is volgens BARTELS het procent-gehalte aan ClNa gewoonlijk laag, de totale hoeveelheid vaak hypernormaal, om tegen het einde van het leven dikwijls belangrijk te dalen. Bij de amyloïde degeneratie wordt de hoeveelheid een wisselende genoemd. BARTELS zegt echter zelf dat hij aan deze kwestie geen bizondere aandacht heeft gewijd.

DICKINSON 1) nu bericht van de acute en diffuse nephritis: „The chlorine is invariably diminished, sometimes totally absent", en haalt hierbij aan een geval van MOSLER, waarbij het ClNa op een dag absoluut afwezig was en een van VALLANCE, waarbij de totale hoeveelheid 0,17 gr. bedroeg. Deze mededeelingen, die echter slechts als geheel op zich zelf staande worden gedaan, betreffen dus eene chloorvermindering in de urine, zooals die bij

1) Dickinson, Diseases of the Kidney, part. II p. 292.

de pneumonie wordt waargenomen. Van de interstitieele nephritis zegt DICKINSON „except in the later stages of the diseases, the chlorine or chloride of sodium is little altered."

In het handboek nu van SALKOWSKI en LEUBE schrijft de laatste, als hij de verschillende ziekten, waarbij vermindering van ClNa voorkomt, heeft opgenoemd 1) „Ferner soll bei morb. Brightii weniger Chlor ausgeschieden werden als in der Norm, eine Annahme, die durch die auf meiner Klinik angestellten Untersuchungen nicht bestätigt wurde." Deze onderzoekingen werden verricht door FLEISCHER 2) en wel in twee gevallen van „Schrumpfniere".

LEUBE is dus wel wat te algemeen in zijn uitspraak. FLEISCHER's resultaten zijn volkomen in overeenstemming met de mededeelingen van BARTELS en DICKINSON. Zijne onderzoekingen hebben meer waarde dan die zijner voorgangers, omdat daarbij nauwkeurig op de dieet gelet werd. De eene patiënt die in 24 u. gemiddeld 13,4 gr. ClNa leverde, gebruikte dagelijks hetzelfde voedsel. Bij de andere waarneming nam een tweede persoon, met gezonde nieren, dagelijks nauwkeurig dezelfde hoeveelheid voedsel als de patiënt. Door deze eenvoudige en praktische wijze van contrôle bleek verder het opmer-

---

1) Salkowski n. Leube, l. c. p. 338.

2) Fleischer Deutsches Arch. f. klin. med. Bd. 29.

kenswaardige feit, dat bij beide personen, niettegenstaande een vaak belangrijk verschil in de quantiteit urine, de totale hoeveelheid ClNa slechts weinig onderling verschilde, en verscheidene dagen volkomen gelijk was.

Omtrent de chron. interst. nephritis zijn de uitspraken dus eensluidend.

Wat de acute en diffuse nephritis betreft zoo maakt ROSENSTEIN 1), evenals DICKINSON, op het gering ClNa-gehalte der urine daarbij opmerkzaam. Aangezien echter in de door hem medegedeelde gevallen de dieet der patiënten niet wordt vermeld en niet alleen de hoeveelheid in de 24 u. verwijderd ClNa gering, maar ook die van het ureum schier ongelooflijk klein is, meen ik aan zijne tabellen in dit opzicht niet te veel gewicht te mogen hechten.

Toen nu een patiënt lijdende aan acute nephritis ter mijner beschikking stond, heb ik niet verzuimd het chloor- en ureumgehalte zijner urine dagelijks te bepalen. De daarbij verkregene resultaten 2) laat ik hier volgen.

---

1) Rosenstein l. c. p. 212.

2) In de tabel vindt men dagen, waarop bij een geringe urine-hoeveelheid een betrekkelijk laag spec. gew. met een vrij hoog procentgehalte aan ureum samengaat en omgekeerd. B.v. 1 Mei 500 C.C., s.g. 1011, ur. 3.3 % en 10 Mei 1750 C.C., s.g. 1015, ur. 1.6 %. Dit feit, waarop wij niet verder ingaan, werd ook wel in de urine van andere lijders aan nephritis aangetroffen.

TABEL B.

Mei 1885.	Hoeveelheid Urine in 24 u.	Sp. Gw.	Cl. %	Cl. in 24 u.	Ur. %	Ur. in 24 u.	*Aanmerkingen.*
30 1	500	1010	0,18	0,9	—	—	Bloed en talrijke cilinders in de urine, algemeen oedeem, hydrothorax.
1/2	500	1011	0,26	1,3	3,3	16,5	
3/4	750	1010	0,28	2,1	—	—	
4/5	1000	1010	0,36	3,6	—	—	dampbad.
5/6	1125	1010	0,56	6,3	2,5	28,1	
6/7	1125	1010	0,52	5,85	2,15	24,1	dampbad.
7/8	1375	1013	0,56	7,7	2,1	28,9	
8/9	1500	1010	—	—	—	—	dampbad.
9/10	1625	1010	—	—	—	—	
10/11	1750	1015	0,64	11,2	1,6	28	dampbad.
11/12	2125	1015	—	—	—	—	
12/13	1750	1011	0,64	11,2	1,6	28	dampbad.
13/14	2375	1010	0,66	15.68	1,4	33,3	
14/15	2000	1009	0,62	12,4	1,4	28	dampbad.
15/16	3000	1009	0,52	15,6	1.3	39	
16/17	2250	1010	0,54	12,2	1,6	36	dampbad.
17/18	2875	1007	0,52	14,95	1,2	34,5	
18/19	2125	1008	0,48	10,2	1,5	31,88	
19/20	2875	1009	0,5	14,38	1,3	37,38	
Juni 18/1	2375	1010	0,54	12,8	1,5	35,6	eiwit nog aanwezig, oedemen verdwenen, persoonlijk welbevinden, patient verlaat het Gasthuis.

De patiënt, die gedurende zijn verblijf in het gasthuis nimmer temperatuursverheffing vertoonde, verzamelde zijn urine met groote nauwkeurigheid. In de eerste periode der waarneming is niet aanstonds een aanvang gemaakt met de chloorbepaling in de door den patiënt genuttigde spijzen. Met zekerheid echter kan althans voor de eerste 4 dagen gezegd worden, dat aanmerkelijk meer ClNa werd ingevoerd dan uitgevoerd.

Van 12—20 Mei heb ik dagelijks in al hetgeen patiënt gebruikte de hoeveelheid Cl. bepaald 1), maar het gelukte mij nooit — zelfs bij een eenigszins ruime berekening — de in de urine bevatte hoeveelheid Cl in de spijzen verantwoord te vinden. Steeds overtrof de hoeveelheid met de urine verwijderd ClNa die, welke in het lichaam was ingevoerd, met meerdere grammen, zoodat ook hier met zekerheid kan gezegd worden, dat omgekeerd meer werd uitgevoerd dan ingevoerd.

Verder moet omtrent den patiënt worden medegedeeld, dat de oedemen, in den aanvang met een lichten hydrothorax gepaard, onder het gebruik van dampbaden, met de klimmende urine-secretie langzamerhand verdwenen, zoodat de meening van Bartels e. a., als zou hierin de oorzaak der onregelmatigheden in de chloorexcretie moe-

1) Men moet het tijdroovende van dergelijke bepalingen, bij het gebruik van een gemengde dieet, kennen om de methode door Fleischer gevolgd op prijs te leeren stellen. Een geschikte contrôlepersoon was echter op dat oogenblik niet ter mijner beschikking.

ten gezocht worden, en alzoo het plus aan Cl. in de urine van de geresorbeerde transsudaten afkomstig zijn, zeer zeker alle aandacht verdient. Ook de vermeerdering van de quantiteiten ureum in de latere dagen van de tabel kan hierdoor wellicht verklaard worden.

Ik heb gemeend deze tabel te moeten mededeelen, in de eerste plaats, omdat zij doet zien, hoe de eerste dagen, terwijl de urine veel bloed en vele cylinders bevat, zij zich door een uiterst laag Cl-gehalte onderscheidt, dat eerst langzaam en regelmatig met de vermeerdering der hoeveelheid urine in de 24 u. stijgt, terwijl voor het procentgehalte van het ureum juist het omgekeerde geldt. In de tweede plaats, omdat er uit blijkt, hoe de geheele hoeveelheid in de 24 u. verwijderd Cl. nog duidelijk onder den norm verkeert op een tijdstip, op hetwelk de geheele hoeveelheid in de 24 u. verwijderd ureum reeds normaal is geworden (5/6, 7/8 Mei). Eindelijk, omdat dit geval mij leerde dat, met het oog op de chloorvermindering in de urine, de eerste dagen der acute nephritis van het meeste belang voor de waarneming zijn. Patiënt toch was eerst 10 dagen voor den aanvang mijner onderzoekingen vrij plotseling ziek geworden. Daaruit bleek mij dan ook, dat aan de mededeeling van BARTELS aangaande een patiënt met acute nephritis, zonder veel oedemen, die dagelijks gemiddeld 14 gr. ClNa had geleverd, geen groot gewicht kan worden gehecht, vooral niet, waar zooals het hier het geval was, dat cijfer eenvoudig het gemiddelde geeft „von 12 während der Krankheitsdauer von reichlich 6 Wochen angestellten Untersuchungen."

Een gewichtig argument voor de juistheid dezer opvatting, dat acute nieraandoening het chloorgehalte der urine doet verminderen, vinden wij eindelijk in de experimenten en onderzoekingen van Dr. A. KUIPERS 1) voor eenige jaren in het Pathologisch Laboratorium te Amsterdam verricht. Hij verwekte door herhaalde subcutane injectie van kippeneiwit bij konijnen nephritis en trachtte tevens na te gaan, of het op die wijze in het organismus gebrachte eiwit voor de stofwisseling van eenige beteekenis was. Bij dagelijks met dezelfde hoeveelheid melk gevoede dieren vond hij nu onder deze omstandigheden belangrijke en constante veranderingen in het chloorgehalte der urine. Hij zegt daaromtrent zelf het volgende: „Besonders interessant ist das Verhalten der Chlorausscheiding. Sobald Hühnereiwiss subcutan eingeführt wird, (en zoodra, gelijk wij er bijvoegen, eiwit in de urine overgaat en nephritis verwekt wordt,) sinkt diese Grösse und am beträchtlichsten in Periode B (het acute stadium der nephritis) bei nahezu gleichbleibendem Körpergewicht; in Periode C, (het tijdperk, waarop de nephritis een meer chronischen vorm aanneemt) bei schnell eintretender Abmagerung steigt sie wieder,

---

1) A. Kuipers, Ueber die Veränd. i. d. Nieren u. d. Harnsecret nach Inj. v. Huhnereiweiss. diss. Erlangen 1880 p. 51.

bleibt aber doch unter der normalen von Periode A. Da stets mit der Milch die nähmliche Menge NaCl. eingeführt wurde, und das eingebrachte Hühnereiweiss auch wieder eine gewisse Menge NaCl. enthielt, so ist diese Erscheinung recht auffallend. Sie wiederholt sich vollkommen mit denselben Zügen in Ver such XX, und scheint auf eine Retention des NaCl. im Körper zu deuten." Daar de proeven met een gansch ander doel gedaan werden, dan om den invloed eener acute nieraandoening op het chloorgehalte der urine na te gaan, meenen wij daaraan eene bizondere waarde te moeten toekennen, en nemen wij de gemiddelde waarden van het Cl., ureum, enz. der urine in de beide door KUIPERS onderzochte proeven hier over.

Gemiddeld in 24 u.

Proef XX.	Cl. in gr.	Ur. in gr.	Hoev. Urine	Eiwit in gr.	Duur der periode.
Periode A (dier normaal)	0,416	2,89	165 C.C	0	10 dag.
Periode B (subcut.inj. van hoendereiwit)	0,230	3,119	163 „	0,37	5 „
Periode C (voortgezette injectie)	0,304	3,693	177 „	1,25	4 „
Proef XXI.					
Periode A (dier normaal)	0,467	3,936	182 „	0	6 „
Periode B (subcut.inj. van hoendereiwit)	0,257	3,078	140 „	0,143	4 „
Peride C (voortgezette injectie)	0,311	5,200	202 „	0,713	4 „

Uit dit [illegible] was duidelijk, dat een invloed der nieraandoening op de chloor-excretie vooral in het allereerste begin eener acute nephritis niet kon worden ontkend, maar zeer zeker nog nadere toelichting door waarneming en experiment behoefde. Mijn hoop, daartoe door eene nauwkeurige studie van enkele gevallen uit de toen nog in Amsterdam heerschende, maar ten einde loopende epidemie van roodvonk en diphtheritis iets te kunnen bijdragen, bleek ijdel. Geen enkele patient kwam direct ter mijner waarneming. Wel bepaalde ik nu en dan op het laboratorium het chloorgehalte der urine van dergelijke patienten, ons ter onderzoeking aangeboden.

Zoo vond ik in eene urine, die bloed, eiwit, en talrijke cylinders bevatte het Cl % = 0,06.

Een andermaal onderzocht ik de urine van een roodvonkpatientje, waar verminderde diurese en duidelijke albuminurie, zonder merkbare oedemen waren opgetreden. De eerste keer bevatte zij naast een rijkelijke hoeveelheid albumen en sporen van bloed 0,26 % ClNa tegenover 3 % Ur. Tien dagen later was de verhouding bij een zeer kleine hoeveelheid albumen 0,74 % ClNa tegenover 2,5 % Ur. Deze enkele onderzoekingen bevestigden dus de tot nog toe medegedeelde feiten.

Verder bepaalde ik herhaaldelijk de hoeveelheid chloor in de urine van lijders aan chronische nephritis en amyloïde degeneratie der nieren, zonder daarbij echter ooit een vermindering dier hoeveelheid in de 24 u. aan te treffen.

Met het oog intusschen op de bezwaren, om aan het ziekbed althans den invoer van keukenzout steeds nauwkeurig te contrôleeren, met het oog verder op de gecompliceerde toestanden, waarmede wij bijna altijd aan het ziekbed te doen hebben, besloot ik veel liever tot het experiment mijn toevlucht te nemen, bij hond en konijn kunstmatig nephritis te verwekken en nu den invloed van nieraandoening op het chloorgehalte der urine en op de verwijdering van chloor met de urine na te gaan. Deze experimenten wensch ik in het volgende hoofdstuk in bizonderheden mede te deelen.

HOOFDSTUK III.

Experimenten over de excretie van chloor- en iodium-verbindingen onder den invloed eener nieraandoening.

Ter opwekking van nieraandoening bij mijne proefdieren heb ik gebruik gemaakt van de subcutane injectie van glycerine, onlangs door Dr. JOSEPHUS JITTA 1) nauwkeurig bestudeerd en in zijn proefschrift beschreven. Zij kwam mij voor onder de vele middelen, die tot dit doel kunnen worden aangewend, de meeste voordeelen aan te bieden. Het dier toch wordt door de kunstbewerking betrekkelijk weinig aangegrepen, reageert den dag der injectie door eenige temperatuursverheffing, maar ondergaat gewoonlijk slechts vrij geringe vermindering van eetlust. De nieraandoening is van zeer voorbijgaanden aard, zoodat het verloop vóór, tijdens en na de kunstbewerking, gemakkelijk kan worden overzien.

1) N. Josephus Jitta. Experimenteele haemoglobinaemie en haemoglobinurie, diss. Amsterdam. 1885.

Wanneer nu bovendien, volgens de onderzoekingen van JITTA, de injectie van glycerine haemoglobinaemie verwekt, en de aandoening der nieren mag beschouwd worden te berusten op het passeeren door de nieren van vrij haemoglobine als een voor het levend organismus abnormale en schadelijke stof, dan kan men hier, als men tegen het woord zelf niet al te groote bezwaren heeft, van een „u i t s c h e i d i n g s - n e p h r i t i s" spreken. De wijze nu, waarop men zich bij infectie-ziekten het ontstaan eener prikkeling der nieren voorstelt, biedt hiermede, altijd voor zoover dit mogelijk is, meerdere punten van overeenstemming aan.

Bij de proefnemingen werd op de dieet steeds met de meeste zorg gelet. zoowel wat de quantiteit als het uur der toediening van het voedsel betrof, terwijl ook de urine met zorg werd verzameld. Iederen morgen werd zoowel bij hond als konijn steeds op hetzelfde uur de blaas door middel van den katheter volkomen ontledigd, en de daarbij verkregene hoeveelheid urine, voor zoover zij niet afzonderlijk werd onderzocht, gevoegd bij hetgeen reeds uit de nauwkeurig gereinigde kooien, op de bekende wijze, was opgevangen.

Ter bepaling van het Cl-gehalte der urine bediende ik mij van de gewone titrage met nitras argenti volgens VOLHARD, altijd echter nadat een afgemeten hoeveelheid met carbonas sodae was ingedampt, gedroogd, met nitras kalicus verbrand en in verdund salpeterzuur weder was opgelost, zooals dit reeds in vroegere dissertaties herhaaldelijk beschreven is 1). De chemische stoffen hierbij gebruikt, waren vooraf onderzocht met het oog op een mogelijk daarin aanwezig zijn van chloorverbindingen. Voor de ureumbepaling bediende ik mij van de gewone LIEBIG'sche methode. De modificatie in de chloorbepaling aangebracht, toen ik bij mijne proefdieren iodiumzouten invoerde, alsook de wijze, waarop ik het iodium quantitatief bepaalde, worden later medegedeeld.

PROEF I.

Bij deze eerste proef trachtte ik een konijn, door het dagelijks met dezelfde hoeveelheid raapstelen te voeden, in ClNa-evenwicht te brengen. Toen dit na meerdere dagen vrij wel gelukt was, spoot ik subcutaan 20 C.C. van een mengsel van gelijke deelen glycerine en aqua destillata in, om daardoor haemoglobinurie met prikkeling der nieren te verwekken. Het resultaat van het urineonderzoek vóór, tijdens en na deze kunstbewerking, die volkomen tot het gewenschte doel leidde, heb ik in tabel I samengevat.

---

1) G. Haas, Over het voorkomen van organische chloorverbindingen in de urine, diss. Amsterdam 1882, p. 10.

Kimmijzer, Reductie van chloraten, diss. Amsterdam 1884, p. 23.

TABEL I, mannelijk Konijn weegt 2175 gr.

MEI 1885.	DIEET.	QUANT. URINE in 24 ur.[2]	Specif. gew.	EIWIT.	CL. %	CL. in 24 u.	UR. %	UR. in 24 u.	
18/19	370 gr.[1] raapstelen.	225	1016	afw.	0,5	1,125	—		
19/20	„	265	1017	„	0,46	1,219	—		
20/21	„	340	1018	„	0,54	1,836	—		
21/22	„	250	1016	„	0,52	1,300	1,8	4,5	
22/23	„	275	1015	„	0,54	1,485	1,7	4,675	
26/27	„ u. u. 11—5 u. u. 5—11	72 162	1021 1023	bloed eiwit	**0,18** **0,14**	**0,356**	mislukt	—	26/v 's m. 11 u. subcut. inj. van 20 cc glyc. en aqu d, gelijke deelen.
27/28	„	330	1014	eiwit	**0,16**	**0,528**	1,7	5,61	
28/29	„	275	1015	spoor	**0,3**	**0,825**	2,2	6,05	
29/30	„	350	1017	twijfelachtig	**0,62**	**2,170**	2,1	7,35	
30/31	„	250	1018	afw.	0,58	1,450	2,7	6,75	
JUNI									
31/1	„	280	1020	„	0.52	1,456	2,6	7,28	
1/2	„	290	1017	„	0,46	1,334	2,5	7,25	

1) de helft 's m. te 8 u., de andere helft te 5 u. 2) 's m. te 11 u. katheter ingebracht.

De tabel spreekt voor zichzelve duidelijk genoeg. Onder den invloed der nieraandoening daalt het procentgehalte van Cl., dat gedurende de geheele waarneming in den normalen toestand van het dier, gemiddeld 0,5 % bedroeg, plotseling op den dag der kunstbewerking tot 0,18 % en 0,14 %, om op de volgende dagen 0,16 % en 0,3 % te bedragen en dan bij het verdwijnen van het eiwit uit de urine tot 0,62 % te klimmen, het hoogste gehalte der geheele waarneming. De totale in 24 u. ontlaste hoeveelheid Cl., die in den normalen toestand gemiddeld 1.4 gr. bedraagt, daalt evenzeer aller belangrijkst, zoolang de nieraandoening duidelijk bestaat, wordt op den dag der kunstbewerking zelve 0,356 gr., klimt op de beide volgende dagen tot 0,528 gr. en 0,825 gr., om bij het verdwijnen van het eiwit de grootste der geheele waarneming, namelijk 2,17 gr. te worden. De verschijnselen van vermindering en hyperexcretie van het Cl. zijn dus in deze proef onmiskenbaar aanwezig. De dieet was onveranderd, doordat het konijn zijn gewone rantsoen bleef nuttigen, terwijl de water-excretie, die onder normale omstandigheden gemiddeld 272 C.C. in de 24 u. bedroeg, op den eersten dag iets verminderd (234 C.C.), op den tweeden en derden dag (330 en 275 C.C.) tijdens de chloorvermindering niet minder was dan gewoon. Op den dag der vermeerderde excretie bestond wel is waar een geringe vermeerdering der urinehoeveelheid (350 C.C.), maar tevens een verhooging van het procentgehalte.

Tegenover de dagen die aan de injectie voorafgingen vertoont het ureum-gehalte tijdens het bestaan der nieraandoening hoegenaamd geene vermindering (ureum-gehalte voor de proef gemiddeld 1,75 gr., tijdens de proef op den 2den, 3den en 4den dag resp. 1,7 %, 2,2 % en 2,1 %). Ook de geheele hoeveelheid is geen enkelen dag afgenomen (voor de proef gemiddeld 4,56 gr., tijdens de proef 5,6 gr., 6 gr. en 7,3 gr.)

Het zou den indruk kunnen maken als of op dien laatsten dag — den dag der hyperexcretie van het Cl. — ook het ureum eenigermate dezelfde stijging vertoonde, maar de omstandigheid, dat zoowel het procentgehalte als de geheele hoeveelheid dier stof, van dat oogenblik af aan regelmatig grooter is, dan voor de kunstbewerking, ontneemt aan dit feit zijn beteekenis. Waarschijnlijk zal het in verband moeten gebracht worden met het, op den duur niet toereikende voedsel voor het vrij groote en zware konijn. In de volgende proeven werd daarom ook het lichaamsgewicht geregeld bepaald.

De chloorvermindering dus bij dit experiment gevonden, kan noch door verminderden toevoer, noch door verminderde urine-secretie worden verklaard De lichaamstemperatuur werd niet bepaald, maar men mag naar aanleiding van vroegere waarnemingen als ook.

van die, in mijn latere proeven mede te deelen, aannemen, dat deze ook hier een verheffing zal hebben ondergaan. Ter eliminatie van dezen invloed verwijs ik reeds voorloopig naar proef IV en V.

PROEF II.

Bij deze proef had ik mij voorgesteld na te gaan welken invloed de chloorvermindering in de urine ondervindt, indien tegelijk met het verwekken der nieraandoening een groote hoeveelheid ClNa qua talis in het lichaam werd gebracht. Mijne verwachting, dat, evenals in de vorige proef, de eetlust van het dier niet zou gestoord worden, werd echter teleurgesteld. Toen zoowel in de maag als subcutaan gelijktijdig met de glycerine ClNa was ingebracht, nam ik wellicht als gevolg van deze gecombineerde kunstbewerking waar, dat het konijn den dag der injectie en den volgenden dag absoluut niets gebruikte en op den derden dag slechts zijn halve portie verorberde. Hierdoor werd de noodzakelijkheid geboren, om, nadat het dier weder normaal was geworden, eene contrôle-proef te verrichten, waarbij met uitzondering der nieraandoening alle voorwaarden even zoo vervuld waren, als dit bij de proef zelve het geval was geweest. Alleen op die wijze kon ik getallen verkrijgen, die direct met elkander konden vergeleken worden, en die den invloed der nieraandoening duidelijk konden doen uitkomen.

TABEL II, mannelijk Konijn, woog daags voor den aanvang der proef 200 gr.

JUNI 1885.	Lichaams-gewicht.	DIEET.	QUANT. URINE in 24 u.	Specif. gew.	EIWIT.	CL. %	CL in 24 u.	
9/10	1850	nihil 1 gr. Cl Na 1) in 20 c.c. aq	200	1014	bloed eiwit	**0,34**	**0,680**	9 VI 's m. 11 u. Subcut. 20 cc. van een mengsel van glyc. en aqu. gelijke deelen bevattende $^3/_4$ % ClNa dus 150 mgr.
10/11	1825	nihil.	55	1024	eiwit.	**0,32**	**0,176**	
11/12	1900	200 gr. raapstelen.	80	1027	eiwit.	**1,0**	**0,800**	
12/13	1975	400 gr. „	230	1019	spoor.	**0,98**	**2,254**	
13/14	2000	„ „	210	1019	zeer twijfelachtig.	0,54	1,134	
14/15	2000	„ „	220	1020	afw.	0,54	1,188	
15/16	2000	„ „	240	1015	„	0,6	1,44	
16/17	1875	nihil 1 gr. Cl na 1) in 20 c.c. a.q.	111	—	„	**1,18**	**1,31**	16 VI 's m. 11 u. Subcut 20 cc. aqua bevattende $^3/_4$ % ClNa dus 150 mgr.
17/18	1800	nihil.	25	—	„	**0,54**	**0,135**	
18/19	1900	200 gr. „	50	—	„	**0,43**	**0,215**	
19/20	1850	400 gr. „	225	1017	„	**0,4**	**0,900**	
20/21	1800	„ „	280	1015	„	0,56	1,568	
21/22	1800	„ „	200	1016	„	0,62	1,24	
22/23	1800	„ „	230	1015	„	0,7	1,610	
23/24	1750	„ „	210	1015	„	0,74	1,554	

1) Met de oesophagussonde ingebracht.

Uit de tabel blijkt dat, ondanks het plotseling in groote hoeveelheid ingevoerde keukenzout (1,150 gr.) het Cl-gehalte op den dag der kunstbewerking en den dag daarna, zóó laag is (0.34 % en 0,32 %), als gedurende de verdere waarneming (gemiddeld 0,6 %) niet meer wordt gevonden. Na die beide dagen stijgt het Cl-gehalte betrekkelijk zeer snel (1,0 % en 0,98 %) om op den vijfden dag na de injectie, als de nieraandoening verdwenen is, weder vrij normaal te worden (0,54 %). Ondanks de groote ingevoerde hoeveelheid ClNa, wordt dan ook op den eersten dag slechts een betrekkelijk geringe totale hoeveelheid in de urine gevonden (0,68 gr.), den volgenden dag, waarop geen ClNa is ingevoerd, is zij nog geringer (0.176 gr.). Eerst op den derden dag stijgt zij (0,800 gr.) en op den vierden dag wordt evenals in de vorige proef een hyperexcretie gevonden, en de grootste hoeveelheid van de geheele waarneming (2,254 gr.) in de urine ontmoet.

Raadpleegt men de contrôle proef, dan blijkt de invloed der nieraandoening allerduidelijkst.

Bij die proef is reeds dadelijk den eersten dag het procentgehalte zoo hoog als verder in de tabel niet weder wordt ontmoet (1,18 %) de volgende dagen daalt het langzaam en regelmatig (0,54 %, 0.43 %, 0,4 %), zoodat het beloop der Cl-excretie, voorzoover zij zich uit het procentgehalte der urine aan Cl laat opmaken, volkomen in tegenoverstelling is aan dat tijdens de nieraandoening. Bij de contrôle-proef blijkt dan ook met betrekking tot de totale hoeveelheden een bijna physiologisch verloop. Den eersten dag reeds wordt de geheele ingevoerde hoeveelheid en nog meer verwijderd (1,31 gr.), de volgende dagen wordt juist zooveel uitgevoerd als naar aanleiding van den beperkten invoer kan worden verwacht (0,135 gr., 0,215 gr,), en zonder een spoor van hyperexcretie, maar integendeel, terwijl op den vierden dag bij volle dieet een lichte terughouding (0,900 gr.) niet te miskennen valt, keert alles tot den norm terug.

De chloorvermindering tijdens de nieraandoening kan niet geweten worden aan de verminderde water-excretie, daar op den eersten dag de hoeveelheid urine grooter is dan in de contrôle-proef (200 C.C. tegenover 111 C.C.). Evenmin is de hyperexcretie op den vierden dag der proef van eene vermeerderde water-excretie afhankelijk, daar zij bijna geheel gelijk is aan die in de contrôle-proef (230 C.C. tegenover 225 C.C.).

Ten slotte nog de opmerking, dat er volgens de proeven van Jitta een vrij langen tijd (1 tot 3 u.) tusschen de subcutane inspuiting van glycerine en het optreden der haemoglobinurie verloopt. Daar wij nu het keukenzout deels met de glycerine zelve, deels terstond daarna met de oesophagussonde in het lichaam van ons proefdier hebben gebracht, zoo valt het niet te ontkennen, dat er een periode kan zijn geweest, waarin de verwijdering van chloor reeds begon, terwijl de nieren nog volkomen gezond waren. Waarschijnlijk zou de chloorverminde-ring, op den eersten dag der proef waargenomen, nog belangrijker geweest zijn, indien wij met het inbrengen van het keukenzout tot na het optreden der haemoglo-binurie gewacht hadden.

Dezelfde proeven, als bij het konijn, werden nu ook bij den hond verricht, om na te gaan, of ook bij deze diersoort dezelfde invloed eener nieraandoening op de chloorvermindering zich deed gelden.

Honden nu bleken voor eener subcutane glycerine-injectie veel minder gevoelig te zijn dan konijnen, zoodat ik tot een veel sterker mengsel van glycerine en aqua dest. mijn toevlucht moest nemen, en ook toen nog slechts een betrekkelijk zeer kort durende nieraandoening kon opwekken.

PROEF III.

Een hond, van het vrouwelijk geslacht, was volgens de methode van FALCK 1) door klieving van het perineum voor het katheteriseeren geschikt gemaakt. De bij dit dier onder den invloed eener snel voorbijgaande nier-aandoening verkregene resultaten, worden in de vol-gende tabel vermeld.

---

1) C. Ph. Falck Virch. Arch. IX pag. 56.

TABEL III, Hond vrouwelijk geslacht, wegende 5 kilo.

Juli 1885.	Temp. 9 u.	Temp. 2 u.	Temp. 5 u.	Quant. Urine in 24 u.	Specif. gew.	Eiwit.	Cl. %	Cl. in 24 u.	Ur. %	Ur. in 24 u.	
30/1	38,8		39	218	1034	afw.	2,28	4,970	4,8	10,46	
1/2	39,2		39,2	220	1034	„	2,42	5,324	4,1	9,02	
2/3 [1]	39,2	39,2	39,8	200	1034	geen { bloed eiwit	1,8	3,6	4,4	8,8	2 VII 's m. 11 u. Subc. 30 cc. glyc. aq. dest, gelijke deelen.
3/4	39,3		39,6	260	1025	afw.	1,75	4,55	3,6	9,36	
4/5	39,2			190	1038	„	2,46	4,674	5,6	10,64	
5/6	39,3			170	1034	„	2,5	4,25	4,6	7,82	
6/7	39,1		39,3	180	1032	„	2,8	5,04	4,0	7,2	
7/8 [2]	38,9	39,2	39,4	195	1030	eiwit bloed ?	**0,98**	**1,911**	3,2	6,24	7 VII 's m. 11 u. 30 cc. glyc. 3/4 aq. dest. 1/4
8/9	39,1		39,4	245	1035	afw.	**2,68**	**6,566**	4,6	11,27	
9/10	39		39	240	1026	„	1,86	4,464	4,0	9,6	
12/13 [3]				215	1030	„	2,2	4,73	3,8	8,17	
13/14				235	1030	„	2,0	4,7	4,0	9,4	
14/15 [4]				290	1024	„	**1,7**	**4,93**	3,0	8,7	
15/16				230	1026	„	**1,9**	**4,37**	3,6	8,28	

Dieet bestond dagelijks uit 100 gr. vleesch, 150 gr. brood, 4 gr. ClNa, 250 CC duinwater in twee gelijke porties verdeeld, de eene te 8 u. de andere te 5 u. Zij werden geregeld terstond verorberd.

1) Een klein gedeelte van de avondportie bleef over.

2) Het te 5 u. toegediende was eerst te 11 u. 's av. geheel genuttigd.

3) Van 10—12 Juli dezelfde dieet volgehouden.

4) Ter contrôle werd de avondportie eerst te 11 u. 's av. gegeven.

Uit de tabel blijkt, dat onder den invloed der weinig belangrijke nieraandoening, zoowel het procentgehalte aan Cl. als de geheele hoeveelheid dier stof op den dag der albuminurie en haemoglobinurie (?) belangrijk is afgenomen, daar het procentgehalte nog niet eens 1 % bedraagt, terwijl op de normale dagen gemiddeld een urine van 2,3 % ClNa werd geloosd. De totale hoeveelheid keukenzout 1.911 gr. was evenzeer belangrijk lager, dan op een der andere normale dagen, toen het gemiddelde 4.7 gr. bedroeg. De dag der vermindering werd terstond door een dag van vermeerdering gevolgd; het eiwit was trouwens dan ook geheel uit de urine verdwenen. Die vermeerdering betrof echter niet in hoofdzaak het procentgehalte, dat 2.68 % bedroeg en niet belangrijk van het gemiddelde afwijkt, ja zelfs op sommige normale dagen nog overtroffen wordt. Daarentegen was de geheele hoeveelheid 6.56 gr. de grootste van de geheele waarneming. Het verschijnsel der vermindering met opvolgende hyperexcretie, schoon binnen 2 × 24 uur afloopende, was ook hier duidelijk aanwezig. Daar op den dag der kunstbewerking het toegediende voedsel op een veel later uur dan gewoonlijk genuttigd was, zoo moest ook deze invloed gecontroleerd worden. Bij de contrôle bleek nu, dat deze omstandigheid noch voor de vermindering van de, tijdens het bestaan der lichte nieraandoening waargenomene vermindering van het Cl, noch voor de daarop volgende vermeerdering aansprakelijk kon gesteld worden, daar, ofschoon het procentgehalte eenigszins gedaald is, de totale hoeveelheid op de beide dagen, (4.93 gr. en 4.37 gr.) van het gemiddelde der normale dagen (4.7 gr.) nauwelijks afwijkt.

Wat de afhankelijkheid der chloorverminde-ring tijdens de nieraandoening van de waterex-cretie betreft, zoo blijkt hier, wanneer men een vergelijking met de contrôleproef maakt, een vermindering der urinehoeveelheid (195 C.C. tegenover 290 C.C.). Ook bij de hyperexcretie van het Cl. blijkt een geringe vermeerdering der urinehoeveelheid tegenover den contrôle dag (245 C,C. tegenover 230 C.C.), maar zij is van weinig gewicht.

Letten wij ten slotte op de ureum-excretie tijdens en direct na de nieraandoening en vergelijken wij ook haar met de beide contrôledagen, dan blijkt er geene vermindering van het procentgehalte op den eersten dag te bestaan, in tegenoverstelling van hetgeen omtrent het Cl-gehalte is medegedeeld. Integendeel is op den dag der nieraandoening het procentgehalte zelfs nog iets grooter dan op den eersten contrôle-dag, terwijl op den dag der hyperexcretie van het Cl het procentgehalte ook van het ureum tegenover den contrôle-dag gestegen is. De geheele hoeveelheid ureum echter is op den dag der nieraandoening duidelijk kleiner dan op den eersten dag der contrôle-proef (6.2 gr. tegenover 8.7 gr.);

op den dag volgende op dien der nieraandoening blijkt verder de totale hoeveelheid ureum de grootste der geheele waarneming (11.27 gr.) en veel grooter dan op den tweeden contrôle-dag (8.28 gr.). Men kan dus ook hier van een op de vermindering volgende h y p e r e x c r e t i e spreken en heeft daartoe te meer recht omdat de som der in 2 × 24 u. ontlastte hoeveelheid (6.24 + 11.27 = 17.51 gr.) zoowel in de proef zelve, als in de contrôle-proef (8.7 + 8.28 = 16.98 gr.) bijna volkomen dezelfde is.

Terwijl de Cl-vermindering nu op den dag der nieraandoening, zoowel door een vermindering van het procentgehalte als van de urinehoeveelheid teweeg gebracht wordt, blijkt dus de vermindering van het ureum volstrekt niet van het afnemen van het procentgehalte, maar alleen van de verminderde water-excretie afhankelijk te zijn.

Bij het naslaan van de tabel zal het misschien den lezer opvallen, dat op den 2den Juli een Cl-vermindering wordt waargenomen tot 3.6 gr. Zij wordt echter volkomen verantwoord door het op dien dag in mindere hoeveelheid gebruikte voedsel en heeft met de glycerine-injectie, die toen door geene albuminurie gevolgd werd, verder niets te maken.

Daar de subcutane glycerine-injectie bij konijnen steeds een geringe temperatuursverhooging tengevolge heeft, hebben wij, om dezen invloed te kunnen elimineeren, en te gelijker tijd met het oog op den door Röhmann op den voorgrond gestelden invloed van de koorts op de chloorvermindering, in de volgende experimenten temperatuursverhooging trachten te verwekken, zonder dat nieraandoening daarbij in het spel was.

Uit de proeven van v. d. Heide 1), mede op het Pathologisch Laboratorium te Amsterdam verricht, was mij bekend, dat door subcutane injectie van kleine doses helleboreïne de temperatuur bij konijnen kon verhoogd worden, minstens zooveel, als bij de glycerine-injectie het geval was. Daar nu in deze proeven zich nimmer albuminurie bij het konijn had voorgedaan, zoo besloot ik langs dezen weg den invloed der temperatuurverhooging op de Cl-excretie te bestudeeren.

PROEF IV en V.

In beide deze proeven werd zooveel mogelijk voor gelijkblijvende dieet op de dagen der waarneming gezorgd. De resultaten der proeven zijn in tabel IV en V bevat

1) W. v. d. Heide. Over de cumulatieve werking van Digitaline en Helleboreine, diss. 1883.

TABEL IV, Konijn mannelijk geslacht.

JULI.	TEMPERATUUR				Lichaams-Gew.	Quant. Urine in 24 u.	Specif. Gew.	EIWIT.	CL. %	CL. in 24 u.	UR. %	UR. in 24 u.	
	9 u.	12 u.	2 u.	5 u.									
6/7	39,2				1400	240	1024		1,12	2,688	2,2	5,28	
7/8	38,9			39,3	1425	220	1021		1,04	2,288	1,8	3,96	
8/9	39,3			39,6	1400	170	1024		1,12	1,904	2,2	3,74	
9/10	39	40,2	39,5	39,8	1400	160	1026		1,12	**1,792**	2,4	3,84	9 VII. te 11 u. Subcut. 1 ½ mgr.
10/11	39,2			39,5	1375	155	1028	afwezig.	1,26	1,953	3,	4,65	Helleboreine in 1 cc. water.
11/12					1375	155	1027		1,1	1,705	3,1	4,805	
12/13	38,9				1400	125	1034		—	—	3,4	4,25	
13/14	39				1375	155	1024		0,96	1,488	2,3	3,565	
14/15	38,1			39,8	1400	176	1022		1,14	**2,007**	2,1	3,696	14 VII. te 11 u. Subcut. 3 mgr.
15/16	39				1400	110	1027		1,8	1,98	2,6	2,86	Helleboreine in 1 cc. water.

Dieet 300 gr. wortelloof per dag in 2 gelijke helften 's m. 8 en 's av. 5 uur.

TABEL V, Konijn mannelijk geslacht.

Juli 1885.	Lichaams-gewicht.	Temperatuur. 9 u.	2 u.	3 u.	4 u.	9 u.	Quant. Ur. in 24 u.	Specifiek Gewicht.	Cl. %	Cl. in 24 u.	Ur. %	Ur. in 24 uur.	Eiwit.	
5/6	1850	38,8					140	1027	afwezig.	1,0	1,4	2,3	3,22	
6/7	1850	38,7			39.6		185	1024		1,14	2,109	2,0	3,70	
7/8	1875	39,2			39,5		250	1021		—	—			
8/9	1850	39,2			39,7		155	1032		1,34	2,077			
9/10	1850	39,2			39,6		155	1026		1,28	1,984			
10/11	1800	39,1			39,6		195	1025		1,22	2,379	2,0	3,90	
11/12	1800	39	39,5	39,7	40,1	39,9	100	1037		**1,7**	**1,7**	3,3	3,3	11 VII. te 12 u. subcut.
12/13	1800	39,3					165	1028		1,56	2,574	2,3	3,795	1½ mgr. Helleboreine
13/14	1800	39,1					145	1026		1,12	1,624	2,1	3,045	in 1 cc. aq.

Dieet 300 gr. wortelloof in 2 gelijke helften 's m. 8 en 's av. 5 u.

De tabellen leeren ons, dat geen enkele maal onder den invloed der subcutane injectie van helleboreïne, hetzij daardoor eene groote of geringe temperatuurs-verheffing verwekt wordt, het Cl-gehalte der urine afneemt. In tab. IV is het procent-gehalte aan Cl. op den dag, dat de temp. 40,°2 bereikt (1.12%) volkomen gelijk aan dat op den vorigen dag (1,12%) met normale temperatuur; en in de tweede proefneming bij hetzelfde dier, zelfs grooter dan den vorigen dag (1.14 % tegenover 0.96 %). De totale hoeveelheid Cl. is in tabel IV de eene maal iets geringer (1.792 gr.) dan den voorgaanden en volgenden dag, de andere maal iets grooter (2.007 gr.), maar wijkt van het gemiddelde der gansche waarneming (1.8 gr.) nauwlijks af.

In tabel V is het procentgehalte aan Cl. op den dag der temperatuurs-verheffing tot 40°.1 = 1.7 % en dus grooter dan in den normalen toestand; de geheele hoeveelheid Cl. vertoont op dezen dag eene vermindering, die echter met het gemiddelde der geheele waarneming (2.0 gr.) vergeleken van weinig beteekenis is. Merkwaardig is op dien dag de vermindering der water-excretie, waarvan wij voorloopig de verklaring schuldig moeten blijven. Ofschoon de ureum-excretie niet direct tot ons onderwerp behoort, zoo kunnen wij toch niet nalaten de aandacht te vestigen op het feit, dat noch in tabel IV noch in tabel V eene vermeerdering van ureum in de 24 u. op den dag der temperatuurs-verhooging blijkt. Het procentgehalte aan ureum ondergaat in tabel IV op de dagen der proefneming weinig beteekenende veranderingen, maar vertoont in tabel V op dien dag, evenals het Cl., een vermeerdering, die wel evenzeer met de verminderde water-excretie zal in verband staan.

Het beloop der Cl.- en Ureum-excretie in deze proefnemingen was dus in geenen deele gelijk aan de na subcutane injectie van glycerine verkregene resultaten.

Nu de invloed eener nieraandoening op het Cl.-gehalte der urine uit de medegedeelde proeven duidelijk gebleken was, scheen het ons van gewicht na te gaan of onder dezelfde pathologische voorwaarden ook de verwijdering van andere gemakkelijk diffundeerbare verbindingen van halogenen met alkaliën een beperking ondergaat. Wij kozen daartoe iood-alkali-verbindingen. Daartoe bestond te meer grond omdat zoowel BACHRACH [1]) als SCHOLTZE [2]) bij koortsende individuën de excretie van inwendig en subcutaan toegediende ioodkalium-oplossingen hadden nagegaan en uit de verschillen, die zij daarbij in vergelijking met den normalen toestand waar-

[1]) G. Bachrach „Ueber Ausscheidung von Jodkali u. ähnlichen Salzen durch den Harn im fieberfreien Zustand u. im Fieber" Inaug-diss Berlin 1878.

[2]) A. Scholtze „Ueber die Ursache der epikritischen Harnstoff-Ausscheidung" Inaug.-diss. Berlin 1879.

namen, deels tot een verminderde resorptie, deels tot een gewijzigde urine-excretie, onder den invloed der koorts hadden besloten. In het laatste jaar zijn buitendien over dit onderwerp nog twee onderzoekingen verschenen, die wij intusschen slechts door referaten kennen. Het eerste onderzoek is van FR. HECKER [1]) afkomstig, die bij gezonden en zieken bepaalde, hoe snel 250 mgr. inwendig toegediend IdK. weder met de urine wordt verwijderd. De kortste duur in zijne onderzoekingen bedroeg 29 uren, de gemiddelde 41.88 uren, en hij vond, dat de vertraging veroorzaakt werd, door circulatie-stoornissen, stoornissen in de functie der nieren of van haar permeabiliteit, en eindelijk door stoornissen der resorptie in de maag. Het andere onderzoek werd door WOLFF [2]) verricht, die bij lijders aan de meest verschillende nierziekten, omgekeerd als bij den gezonden mensch, meer iodium in het speeksel dan in de urine zag overgaan en in het algemeen de duur der excretie hier zeer veel langer vond dan bij gezonden. Hij meent daarom zelfs deze verhoudingen voor de diagnos-

---

[1]) Fr. Hecker „Untersuchungen uber die Ausscheidung versch. Arzneimittel durch den Harn bei gesunden u. kranken" Inaug. diss. Erlangen 1884 gerefereerd in „Jahresber. ü. d. Fortschr. d. Pharmakotherapie." Kobert 1884 1ste Bd. 2te Hälfte p. 429.

[2]) J. Wolff „Zur Diagnostik der nierenkrankheiten" Bresl. ärztl. Zeitschr. 23 Nov. 1884, gerefereerd in „Jahresbericht *Virchow* u. *Hirsch*" XIX Jg. 1884, 2ter Bd 1ste abth. pg. 209.

tiek te kunnen gebruiken, vooral daar, waar bij bestaande stoornissen in de nieren, eiwit in de urine ontbreekt.

Zonder ons in een kritiek over deze onderzoekingen te begeven, is daarbij van een quantitatieve bepaling geen sprake en het is deze toch zeker die voor ons het meest van belang is.

In onze proeven nu brachten wij een zekere hoeveelheid van het iodiumzout door middel van de oesophagussonde in de maag, en bepaalden daarna qualitatief en quantitatief het iodium in de urine.

Voor het qualitatieve onderzoek heb ik, voor zoover dit noodig was, gebruik gemaakt van de gewone amylumreactie, het quantitatieve heb ik verricht volgens de methode door Harnack 1) beschreven en door hem gecontrôleerd. Daarbij wordt een afgemeten hoeveelheid urine in een platinaschaal met carbonas sodae sterk alkalisch gemaakt en tot droog toe ingedampt; in de droogstoof tot 120° verwarmd en daarna verbrand en gegloeid. De kool wordt met kokend water uitgeloogd en door een aschvrij filter gefiltreerd, het filter met hetgeen er zich op bevindt wordt weder in de platinaschaal gebracht, met carbonas sodae bepoederd, weder gedroogd, verkoold, gegloeid, en

1) E. Harnack. Zeitsch. f. physiol. Chemie Hoppe-Seyler, Band VIII, p. 159.

weder met kokend water uitgeloogd, waarna deze bewerking eens wordt herhaald. De drie filtraten, achtereenvolgens in hetzelfde bekerglas opgevangen, worden voorzichtig met zoutzuur aangezuurd en daarna met een overmaat eener oplossing van palladium-chloruur behandeld. Na minstens 24 uur wordt het afgezette palladiumjoduur op een gewogen filter verzameld, herhaaldelijk met heet water uitgewasschen, bij een temperatuur van (ad maximum) 90° gedroogd en daarna gewogen. Ter berekening van de hoeveelheid IdNa, welk zout ik in de eerste 4 proeven gebruikte, bediende ik mij van de volgende vergelijking, die de verhouding van palladiumjoduur tot IdNa aangeeft:

$$Pd\ Id_2 \quad 2\ (Idna)$$
$$360 \ : \ 300 = 1 : 0,83$$

Voor de berekening der hoeveelheid jodas natricus, waarmede ik eene enkele proef verrichtte, gebruikte ik de volgende vergelijking:

$$Pd\ Id_2 \quad 2\ (Na\ Id\ o_3)$$
$$360 \ : \ 396 = 1 : 1.1.$$

Ten einde nu tegelijkertijd ook het chloorgehalte der urine te leeren kennen, bepaalde ik eerst door praecipitatie met nitras argenti de gezamelijke hoeveelheid Cl. en Id. Hiertoe werd de met nitras kalicus verbrande asch niet in verdund salpeterzuur, maar in kokend water opgelost, met azijnzuur zuur gemaakt, en eerst, nadat ik nitras argenti had laten toevloeien, werd salpeterzuur toegevoegd. De bij deze bepaling verkregene waarde moest natuurlijk verminderd worden met de, langs den zooeven beschreven weg, bepaalde hoeveelheid jodiumzout, omgerekend in ClNa. Voor de verschillende proeven gold deze berekening:

$$\begin{array}{ccc} IdNa & & ClNa \\ 150 & : & 58,5 = 1 : 0,39. \end{array}$$

$$\begin{array}{ccc} Na\ Id\ O_3 & & ClNa \\ 198 & : & 58,5 = 1 : 0.29. \end{array}$$

Na deze korte mededeeling omtrent de door mij gevolgde methoden, ga ik over tot de beschrijving der proeven.

Het groote voordeel van het experimenteeren met een zout, dat aan het organismus vreemd is, springt terstond in het oog. Hier toch zijn de verhoudingen veel minder gecompliceerd, daar noch de voorafgegane noch de op het oogenblik der proef gebruikte voeding eenigen directen invloed kan uitoefenen.

De proeven werden allereerst weder bij het konijn verricht.

PROEF VII.

In de eerste proef werd slechts gedeeltelijk op gelijkheid van dieet gelet.

Daar het proefdier betrekkelijk licht was, spoten wij een geringere hoeveelheid glycerine dan gewoonlijk in, waartoe wij des te meer aanleiding hadden, omdat kort te voren één onzer proefnemingen mislukte, doordat het konijn korten tijd na de subcutane inspuiting was bezweken 1). Hier intusschen bleek de subcut. injectie van 15 C.C. van een mengsel van glycerine en aqu. dest. gelijke deelen, slechts tot een zeer snel voorbijgaande haemoglobinurie te leiden, zoodat reeds den dag na de injectie over het al of niet aanwezig zijn van eiwit in de urine twijfel bestond. Wij deelen niettemin de tabel mede.

---

1) Dit konijn was geruimen tijd met melk gevoed en daardoor misschien minder in staat om aan de kunstbewerking weerstand te bieden.

Tabel VI, Konijn, mannelijk geslacht.

Juli 1885.	Lichaams-gewicht.	Temperatuur 9 u.	12 u.	2 u.	4 u.	6 u.	Dieet.	Quant. ur.	Spec. gew.	Eiwit.	Cl. %	Cl. in 24 u.	Id. Na %	Id. Na in 24 u.	Id. Na teruggev.	
17/18	1400						300 gr. wortelloof.	176	1022	afwez.	1,14	2				
18/19	1400						„ „	110	1027	„	1,8	1,98				
19/20	1450						Vrij dieet. 500 mgr. Idna in 30 cc. aq *)	90	1036	„			0,39	0,351	0,434	
20/21	1500						„ (veel koolbladen)	415	1010	„			0,02	0,083		
21/22	1450						„ (veel wortelloof)	283	1010	„			geen Id reactie			
22/23	1500						300 gr. wortelloof.	162	1022	„	1,26	2,041				
23/24	1500	39,				39,4	„ „	160	1026	„	1,36	2,176				
24/25	1500	39,3	39.4	39,8	40,5	40,4	± 150 gr 500 mgr. Idna in 30 cc aq *)	122	1025	Eiwit bloed.	0,57	0,695	0 2 8	0,342	0,430	24 VII. te 11 u. subcut 15 cc. glyc. en aq. dest. gelijke deel.
25/26	1450	38.5				39,3	300 gr. wortelloof.	220	1021	zeer twijfelachtig.	0,93	2,046	0,04	0,088		
26/27	1375						„ „	244	1015	afwez.	0,78	1,903	geen Id. reactie			

*) Te 11 ure met de oesophagussonde ingebracht.

Hoewel een invloed van de nieraandoening op het Cl-gehalte der urine onmiskenbaar is (het daalde plotseling van 1.36 % tot 0.56 %) 1), toch bood de jodiumexcretie zoo goed als geen verschil met die bij het normale dier aan.

Bij het normale dier toch was op den eersten dag van 500 mgr. IdNa 351 mgr., teruggevonden, den daaropvolgenden dag 83 mgr. in het geheel dus 434 mgr., terwijl op den derden dag geen jodium meer in de urine kon worden aangetoond. Toen het dier de zeer lichte haemoglobinurie vertoonde, werd van de ingebrachte hoeveelheid 500 mgr. denzelfden dag 341.6 mgr., den volgenden dag 88 mgr., in het geheel dus 429.6 mgr. teruggevonden, terwijl evenzeer op den derden dag het jodium geheel in de urine gemist werd.

Het resultaat dezer proef was zeker niet aanmoedigend. Toch mocht het niet ontmoedigend heeten, daar hier een zoo geringe nieraandoening verwekt was, als in geen ander onzer experimenten bij het konijn. Wij besloten daarom in het vervolg weer de gewone hoeveelheid glycerine en water te injicieeren, maar buitendien de urine op den dag der kunstbewerking in twee of meer porties op te vangen, zoodat een invloed der pas ontstane nieraandoening, indien zij in het spel mocht zijn, ons niet kon ontgaan.

---

1) Hierbij moet intusschen in aanmerking worden genomen, dat het dier op dien dag slechts ± de helft van zijn gewone rantsoen nuttigde.

PROEF VII.

In deze proef werd zooveel mogelijk op gelijkheid der dieet gelet en driemaal IdNa ingebracht, tweemaal bij het gezonde dier en eenmaal onder den invloed eener glycerine-injectie. Deze laatste nu had weder de gewenschte uitwerking, zoodat eerst op den vierden dag daarna het eiwit geheel uit de urine verdwenen was, gelijk uit de nu volgende tabel blijkt.

Bij de verzameling der urine op den dag der subcutane injectie, werd de urine in drie perioden verzameld. De eerste periode liep van 9 ure 's morgens tot 5 ure 's namiddags, als wanneer de urine, met den katheter ontlast en bij de inmiddels in het reservoir opgevangene hoeveelheid gevoegd werd, de tweede periode heeft betrekking tot de tusschen 5 u. 's namiddags en 9 u. des morgens in het reservoir opgevangen hoeveelheid, de derde periode tot de ten 9 ure met den katheter uit de blaas ontlastte hoeveelheid.

TABEL VII. Mannelijk Konijn.

Juli 1885.	Lichaams-gewicht.	Temp. 10u.	Temp. 12u.	Temp. 2 u.	Temp. 5 u.	DIEET.	Quant. Urine in 24 u.			Specif. gew.	EIWIT.	Cl. %	Cl. in 24 u.		IdNa %	IdNa tot.	IdNa in 24 u.	IdNateruggevonden.	
28/29	1950					300 gr. wortelloof			230	1028	afw.	—							
29/30	1900					,, 0.5 gr. Idna in 30 cc *)	9—5	100	215	1030	,,	—			0.36	0.360	0.406	0.406	
							5—9	115		1027	,,	—			0 04	0.046			
30/31	1875					,,			208	1025	,,	1.2		2,496	geen Id. reactie				
31/1	1900					,,			·60	1030	,,	1.56		2,496					
Aug.																			
1/2	1850	39.1	39.9	40.9	40.4	nihil 0.5 gr. Idna in 30 cc *)	9—5	80	130	1025	bl. + eiwit	0.6	0,48	0,665	0.25	0.200	0.325	0.457	I/VIII te 10 u subcut. 20 cc. glyc. en aq. dist. gelijke deelen.
							5—9	40		—	bl. + eiwit	0.12	0.048		0.20	0.080			
							met katheter	10		—	eiwit	—	± 0,137		0.45	0.045			
2/3	1850	39.4				± 200 gr wortelloof			110	1045	eiwit	0.96		1,056	0.12	0.132	0.132		
3/4	1850	39.3			39.2	,,			100	1036	zwak eiwit	1.84		1,84	geen Id reactie.				
4/5	1850		38.9		39.5	300 gr. wortelloof. 0.5 gr. Idna in 30 cc *)	9—5	108	233	1027	eiwit?	1.54	1,663	3.738	0.25	0.270	0.407^5	0.407^5	
							5—9	125		1032	geen eiwit	1.66	2,075		0.11	0.137^5			
5/6	1750	39			39.5	,,			210	1022	afw.	1.48		3,108	geen Id reactie				
6/7	1750					,,			220	1026	,,	1.5		3.30					

*) Te 10 ure met de oesophagussonde ingebracht

Letten wij nu allereerst op het Cl-gehalte der urine, zoo bemerken wij alweder, dat op den dag van het ontstaan der nieraandoening het procentgehalte belangrijk vermindert, (terwijl het den vorigen dag 1.56 % bedroeg, is het nu in de eerste periode 0.6 %, in de tweede 0.12 %, in de derde ± 0.13 %). We zien dus, dat in de beide laatste perioden de chloorvermindering het sterkste uitkomt, volkomen in overeenstemming met ons vroeger geuit vermoeden. Wij maakten er toch reeds in proef II op het bestaan van een duidelijk meetbaar tijdsverloop tusschen de kunstbewerking en het optreden der haemoglobinurie opmerkzaam, vandaar dat juist in de eerste periode, gedurende welke de nieren nog eenigen tijd normaal functioneeren, het procentgehalte grooter moet uitvallen, dan in de perioden, waarin de nieraandoening zich geheel ontwikkeld heeft. Ook den volgenden dag is het Cl-gehalte nog afgenomen, om dan weder regelmatig te stijgen.

Wat de geheele hoeveelheid Cl. betreft, zoo vertoont ook deze duidelijk vermindering en op den vierden dag hyperexcretie. Wij kunnen daaraan echter niet te veel waarde hechten, om dat eerst op dien dag de normale hoeveelheid voedsel door het dier genuttigd werd en buitendien een vermeerdering der Cl-excretie onder den invloed der verwijdering van het jodium-zout a priori niet kan worden buitengesloten.

Wat nu de verwijdering van het jodium-zout zelf

betreft, zoo zien we dat, wanneer we in de tabel den 29sten Juli — waarop bij het volkomen normale dier 500 mgr. IdNa worden ingebracht — vergelijken met den 1sten Augustus, waarop gelijktijdig met de subcutane glycerine-injectie dezelfde hoeveelheid IdNa gegeven werd, in het eerste geval de totale verwijdering slechts 24 uren vereischt; na 24 uren immers is het jodium uit de urine geheel en al verdwenen. In het tweede geval echter, onder den invloed der nieraandoening duurt het eens zoolang, voordat al het jodium verwijderd is, en blijkt eerst den derden dag de urine geen Id meer te bevatten.

Gaan wij verder het beloop der verwijdering van het jodium in beide gevallen na, dan blijkt dat bij het normale dier in de eerste 7 uren na de inspuiting 380 mgr., dus verreweg het grootste deel (ongeveer 90 °/₀ der geheele hoeveelheid) reeds het lichaam met de urine verlaten heeft, en wordt in de daarop volgende uren slechts nog ongeveer $^1/_{10}$ van de totale hoeveelheid, die in de urine verschijnt, verwijderd, t. w. 46 mgr. In de eerste 7 uren na het inbrengen van het IdNa is ook het procentgehalte aan IdNa betrekkelijk hoog, 0.36 °/₀, in de daarop volgende 17 uren slechts 0,04 °/₀. De totale hoeveelheid bij deze proef teruggevonden was 406 mgr.

Onder den invloed der nieraandoening blijkt nu het beloop geheel anders te zijn. In de eerste periode van

7 uren, waarin de nieren nog voor een deel normaal functioneeren, gelijk wij reeds boven hebben opgemerkt, wordt wel is waar een betrekkelijk groote hoeveelheid IdNa verwijderd, maar in verhouding tot de geheele hoeveelheid, die het lichaam verlaat, blijkt zij slechts ongeveer 40% daarvan te bedragen. In de tweede periode is die hoeveelheid veel geringer, t. w. 80 mgr., dus slechts 18% van de totale hoeveelheid. In de derde periode eindelijk is zij slechts 45 mgr. en bedraagt dus slechts 10% der geheele hoeveelheid. Eerst den daarop volgenden dag verschijnt in de urine ook het overige gedeelte, 132 mgr., dat is nog altijd 30% van de in toto verwijderde hoeveelheid.

Het procentgehalte der urine aan IdNa vertoont de volgende wisselingen. In de eerste periode is het reeds laag 0,25 %; in de daarop volgende periode bij volkomen ontwikkelde nieraandoening nog lager, 0,20 %, maar in de derde periode stijgt het zeer belangrijk, wordt 0,45 %, om dan den volgenden dag weèr aanmerkelijk te dalen en slechts 0,12% te bedragen. Dit lage procentgehalte van den volgenden dag bewijst natuurlijk niet, dat gedurende de geheele 24 uren waarover deze waarneming loopt, nog jodium in de aangegeven verhouding verwijderd is. Wij hebben integendeel grond te vermoeden, dat hoogstwaarschijnlijk de verwijdering van het Id in de eerste uren van het etmaal en toen in een betrekkelijk hoog procentgehalte heeft plaats gehad, maar aangezien deze, ten opzichte van het IdNa sterk geconcentreerde urine met de verder op den dag geloosde urine, waarin wellicht geen jodium voorkwam, vermengd werd, moest natuurlijk het procentgehalte der geheele hoeveelheid belangrijk dalen.

Wij zien dus in het algemeen voor de verwijdering van het jodium onder den invloed eener nieraandoening dezelfde verschijnselen optreden als voor het chloor. Toch blijkt duidelijk, dat de passage van de Id-verbindingen door de zieke nieren minder moeilijkheden ondervindt, dan die van het Cl. Immers reeds in de derde periode heeft het procentgehalte van het Id haar maximum bereikt, terwijl zelfs op den volgenden dag die van het Cl nog niet weder normaal is.

Verder zij nog opgemerkt, dat toen wij op het oogenblik van het verdwijnen der nieraandoening op nieuw dezelfde hoeveelheid van het IdNa inbrachten, voor de verwijdering daarvan weèr, evenals bij het normale dier, slechts 24 uur vereischt werd. Wij hebben reden om te vermoeden, dat de nieren toen weder bijna tot hun normalen toestand waren teruggekeerd, en vandaar dan ook dat hier, met betrekking tot de geheele verwijderde hoeveelheid, dezelfde verhoudingen als bij het normale dier gevonden werden. Van de 500 mgr. worden weder 407,5 mgr. teruggevonden, terwijl op den volgenden dag naar Id in de urine te vergeefs gezocht wordt. Er is echter in het beloop der verwijdering zelve een niet te miskennen verschil met den volkomen normalen toestand. In de eerste 6 uren wordt 270 mgr. dat is ongeveer 65% van de geheele hoeveelheid verwijderd, in de daarop volgende 17 uur nog 137 mgr. dat is nog 35%. Ook ten opzichte van het procentgehalte vertoont zich hetzelfde verschil in vergelijking met de proef bij het normale dier. In de eerste 6 uren is het procentgehalte 0,225% tegenover 0,36% bij het normale dier, in de tweede periode 0.11% tegenover 0,04%. Er schijnt dus in de eerste oogenblikken na het inbrengen nog een invloed te hebben gewerkt, die de verwijdering van het iodium eenigszins bemoeilijkte. Inderdaad bevatte dan ook de urine der eerste periode nog een spoor eiwit, terwijl die der laatste periode daarvan volkomen vrij was.

Waarom nu tijdens het bestaan der nieraandoening van het ingebrachte IdNa in toto meer is teruggevonden, dan in den normalen toestand of bij verdwijnende nieraandoening (457 mgr. in het eene geval, 406 mgr. en 407^5 mgr. in het andere geval), daarover wagen wij het niet een oordeel te vellen.

Wij moeten nog opmerken, dat bij het normale dier op den dag van het verwijderen van het Id. de urinehoeveelheid, in het geheel 215 C.C. bedragende, bijna volkomen overeenstemt met die op den dag, toen bij verdwijnende nieraandoening de proef herhaald werd; op dezen dag toch was de hoeveelheid urine 233 C.C. Bij het bestaan der nieraandoening is de urine-excretie duidelijk verminderd en bedraagt slechts 130 C.C. Ook op den volgenden dag is zij nog betrekkelijk gering, 110 C.C. Nu is het opmerkenswaardig dat, wanneer men de urinehoeveelheid dezer beide dagen, waarover zich bij bestaande nieraandoening de verwijdering van het Id. uitstrekte, bij elkander optelt men ± dezelfde hoeveelheid, te weten: 240 C.C. verkrijgt, die anders op één dag geloosd werd, en waarin al het verwijderde jodium bevat was.

Een invloed der water-excretie op de verwijdering van het jodium is dus niet te miskennen.

PROEF VIII.

Om de bij het konijn, omtrent de verwijdering van het Id., verkregene resultaten te contrôleeren, werd nu dezelfde proef bij den hond herhaald, die gedurende het geheele experiment dagelijks hetzelfde voedsel op denzelfden tijd bleef nuttigen en waarbij een invloed van de dieet volkomen buitengesloten was.

De verkregene resultaten bevat tabel VIII.

TABEL VIII. Hond, vrouwelijk geslacht, lichaamsgew. 6.6 kilo.

Juli 1885.	Temperatuur. 10 u.	12 u.	2 u.	5 u.	Dieet.[1]	Quant. Urine in 24 uren.			Specif. gew.	Eiwit.	Cl. %	Cl. in 24 uren.		IdNa %	IdNa in 24 uren.		Idna teruggev.	
23/24								200	1035	afw.	2.5		5,					
24/25					1 gr. Idna in 50 cc aq 2)			265	1027	„	1.76		4,664	0,31		0,821[5]	0,992	
25/26								285	1026	„	1.66		4,731	0,06		0,171		
26/27	39.2			39.2				214	1032	„				zwakke reactie,				
27/28								190	1040	„	2.6		4,94	afw.				
28/29	39.3	38.9	39	39.2	1 gr. Idna in 50 cc. aq 2)	9—5	82	187		„	1.13	0,926	2,031	0,25	0,205	0,388	0,856	28/VII te 10 u. subc. inj. 35 cc. glyc. 3/4 aq. 1/4
						5—9	84			eiwit	0.84	0,705		0,17	0,142			
						met katheter	21			spoor		± 0,4		0,19[5]	0,041			
29/30	39.1			39.3				390	1025	afw.	1.82		7,098	0,12		0,468		
30/31								220	1034	„	2.5		5,5	reactie niet te wegen				
31/1								190	1034	„	2.26		4,294	afw.				

1) *Dieet*: vleesch 100 gr., brood 150 gr., ClNa 4 gr., dunwater 250 cc., in twee gelijke porties, de eene te 8 u., de andere te 5 u.
2) te 10 u. met de oesophagussonde ingebrach

De invloed der subcutane injectie van glycerine is ook hier, evenals in proef III, gering geweest. Eiwit kwam slechts kortstondig in de urine voor en 24 u. na de inspuiting was de urine weer geheel normaal. Des ondanks wordt ook hier de Cl-vermindering in de urine op den dag der albuminurie niet gemist en evenals in tabel III door een hyperexcretie op den dag daarna gevolgd.

Daar in deze proeven de invoer van het chloor geene veranderingen ondervond, is deze tabel bizonder bewijzend.

Wat het procentgehalte aan Cl betreft, dat gemiddeld 2,2 % bedraagt, zoo daalt dit in de eerste periode, waarin de nieren nog gedurende eenigen tijd gezond zijn, tot 1,13 %; in de tweede periode bij volkomen ontwikkelde nieraandoening tot 0,48 %, om in de derde periode, waarin het eiwit nog slechts in sporen in de urine voorkomt, tot ± 2 % te stijgen en den volgenden dag 1,82 % te bedragen. Terwijl de gemiddelde hoeveelheid Cl gedurende de normale dagen 4,8 gr. bedraagt, daalt deze op den dag der kunstbewerking tijdens de albuminurie tot 2,031 gr. en bereikt nu den daaropvolgenden dag, in den vorm van hyperexcretie 1), het hoogste getal der gansche waarneming

1) Het recht om hier van een hyperexcretie te spreken ontleenen wij aan de hoeveelheid Cl in de urine tijdens de excretie van het jodium in den gezonden toestand van het dier. Men kan zich in de tabel overtuigen, dat deze van de gemiddelde hoeveelheid bijna niet afwijkt (4,6 gr.

7,098 gr. Voegt men deze twee getallen bij elkander 2,031 + 7,098 = 9,129 gr., dan verkrijgt men voor de Cl-excretie gedurende deze beide dagen een cijfer dat van het normale gemiddelde nauwlijks afwijkt, daar dit 9,6 gr. zou moeten bedragen hebben.

Toen bij het normale dier de eerste maal IdNa in de hoeveelheid van 1 gr. was ingebracht, bleek de verwijdering hiervan uit het organismus met de urine 3 × 24 u. te vereischen. Op den eersten en tweeden dag waren duidelijk weegbare hoeveelheden, op den derden dag slechts qualitatief aantoonbare sporen dier stof in de urine voorhanden. Toen daarop dezelfde hoeveelheid ingebracht werd, terwijl kort daarop de nieraandoening werd verwekt, bleek de verwijdering van dezelfde hoeveelheid IdNa bijna volkomen denzelfden tijd te vereischen, ook hier duurde het 3 × 24 u. voordat al het Id uit de urine verdwenen was. Ook ditmaal bevatte de urine gedurende de beide eerste dagen duidelijk weegbare hoeveelheden, terwijl den derden dag slechts de qualitatieve reactie gelukte. Indien men dus geen quantatieve bepalingen verricht had, men zou inderdaad tot het voorbarig besluit kunnen gekomen zijn, dat de nieraandoening op de verwijdering van het Id zonder invloed geweest was. Het quantatief onderzoek der

en 4,7 gr. tegenover 4.8 gr.) Een invloed van de Id-excretie op de chloorvermindering, die wij a priori niet meenden te mogen buitensluiten, heeft dus bij dit dier zeker niet bestaan.

urine op haar Id-gehalte leert intusschen het tegendeel. Bij het normale dier worden den eersten dag 821 mgr. verwijderd, 82% dus van de geheele in de urine teruggevondene hoeveelheid, den tweeden dag 171 mgr., 18 % dus dier hoeveelheid.

Het procentgehalte der urine aan IdNa bedraagt den eersten dag 0,31 % den tweeden dag slechts 0,06 %. Onder den invloed der snel voorbijgaande nieraandoening daarentegen, verlaat op den eersten dag slechts 388 mgr. dat is dus maar 45 % der geheele in de urine teruggevondene hoeveelheid het lichaam, en is de volgende dag, waarop 468 mgr. dus 55 % der totale hoeveelheid ontlast wordt, diegene, waarop de grootste hoeveelheid van het ingevoerde zout het lichaam verlaat.

De beperking, die de verwijdering ten gevolge van de nier-aandoening ondervindt, is dus onmiskenbaar. Zij openbaart zich even duidelijk in het procentgehalte der urine aan IdNa. In de eerste periode, waarin de nieren nog gedurende eenigen tijd normaal zijn, is dit 0,25 %. in de tweede periode is het meer gedaald en bedraagt slechts 0,17 %, in de derde periode eindelijk, waarin de nieraandoening bijna verdwenen is, stijgt het weder en bereikt 0,195 %. Den volgenden dag is het wel is waar betrekkelijk laag, terwijl de verwijderde hoeveelheid over de urine van 24 u. verdeeld is, maar het is toch nog dubbel zoo groot, als op den tweeden dag bij het normale dier.

Letten wij nu verder nog op de hoeveelheid urine, zoo blijkt die bij het normale dier op den eersten dag van het IdNa gebruik 265 C.C. te bedragen, op den tweeden dag als de urine nog weegbare hoeveelheden IdNa bevat, wijkt zij daarvan slechts weinig af, t. w. 285 C.C. In deze beide dagen was dus de gezamenlijke urine-hoeveelheid 540 C.C. Op den dag der subcutane glycerine-injectie is die hoeveelheid duidelijk verminderd en bedraagt slechts 187 C.C., den volgenden dag daarentegen heeft zij een belangrijke verhooging ondergaan tot 390 C.C., het grootste getal der geheele waarneming. Voegen wij ook deze getallen weêr bij elkaâr, dan blijkt de som daarvan slechts weinig af te wijken van die der urine-hoeveelheden op de normale dagen, 477 C.C. tegen 450 C.C. Aan een invloed der water-excretie op de verwijdering van het Id mag ook hier zeer zeker gedacht worden.

Vermelden wij ten slotte, dat bij het normale dier bijna de geheele hoeveelheid van het ingebrachte IdNa werd teruggevonden: 992 mgr. van de 1000, terwijl tijdens de snel voorbijgaande nieraandoening een niet onbelangrijk te kort zich openbaart, daar slechts 856 mgr. teruggevonden worden.

Nu bij den hond zoowel als bij het konijn de invloed eener acute nieraandoening op de verwijdering van het jodium gebleken was, achtten wij het noodzakelijk, elken anderen invloed uit te sluiten, die bij het verwekken dier nieraandoening in het spel kon geweest zijn, en dus aan de beteekenis der verkregene resultaten zou kunnen te kort doen. Bij het voor proef VII gediend hebbende konijn was na de glycerine-injectie een belangrijke temperatuursverhooging waargenomen, bij den hond van proef VIII had zich daarentegen geen verhooging der temperatuur vertoond. Evenals voor het Cl moest dus voor het Id worden nagegaan, in hoeverre eene op zich zelf staande en zonder albuminurie verloopende temperatuursverheffing voor de verkregene resultaten moest verantwoordelijk gesteld worden. Op nieuw grepen wij daarom naar het helleboreïne, reeds in proef IV en V tot hetzelfde doel gebruikt. Den invloed der daardoor verwekte temperatuursverhooging op de verwijdering van het jodium-zout doet tabel IX kennen.

TABEL IX. Konijn mannelijk geslacht.

Aug. 1885.	Lichaams-gewicht.	Temperatuur.						Dieet. [1]	Quant. Urine in 24 u. [2]			Specif. gew.	Eiwit.	IdNa %	IdNa in 24 u.		
		10 u.	12 u.	2 u.	4 u.	5 u.	10 u.										
4/5	1750	39		39.2		39.4		0.4 gr. IdNa in 30 cc aq.	10—5	90	190	1017	afwezig.	0,32	**0,288**	**0,328**	
									5—10	100		1027		0,04	**0,040**		
5/6	1700	38.9				39.3					127	1025		geen Id.			
6/7	1700	39.3	39.6	40.9	40.6	40.1	39,1	0.4 gr. IdNa in 30 cc aq.	10—5	75	215	1025		0,38	**0,285**	**0,341**	6/VIII te 10 u. subcut. 2 mg. Helleboreïne in 1 cc. aqua.
									5—10	140		1017		0,04	**0,056**		
7/8	1700	39.4	39.2			39.3			10—5	52	129	1032		geen Id.			
									5—10	77							

1) Dagelijks 300 gr. wortelloof.

2) Te 10 u. met de oesophagussonde ingebracht.

PROEF IX.

De verhooging der temp. na injectie van helleboreïne bij deze proef is zoo sterk, als wij die slechts hadden kunnen wenschen. De hoogste temp. bedroeg 40°,9, toevalligerwijze een even hoog cijfer als na de subc. inj. van glycerine in proef VII bereikt was. Des ondanks blijkt zij zonder eenigen invloed op de verwijdering van het IdNa uit het organismus. Bij het normale dier, verlaat het ingebrachte IdNa binnen 24 uren het lichaam, bij het koortsende dier is dit evenzoo het geval. In de eerste 7 uren na het inbrengen van Id-verbindingen bevat de urine 288 mgr., dat is 89 % van de totaal in de urine verschijnende hoeveelheid, in de daarop volgende urine wordt de resteerende 11 % verwijderd. Bij het koortsende dier bevat de urine 285 mgr. in de eerste 7 uren, dat is dus 83 % van de geheele in de urine teruggevondene hoeveelheid, in de daaropvolgende uren de overblijvende 17 %. De verschillen zijn zoo gering, dat zij niet in aanmerking kunnen komen, maar vinden wellicht hunne verklaring in de wisseling der hoeveelheid urine in de beide perioden; in het stadium der pyrexie was zij toch ietwat geringer dan bij het normale dier in de eerste 6 uren (75 C.C. tegenover 90 C.C.), terwijl zij in de tweede periode tegenover den normalen dag niet onbelangrijk verhoogd was (140 C.C. tegen 100 C.C.).

Bij het normale dier bedraagt het procentgehalte aan IdNa in de urine in de eerste 6 uren 0,32 %, bij het koortsende dier is het zelfs ietwat hooger: 0,38 %, in de daaraanvolgende uren is het in beide gevallen volkomen gelijk 0,04 %.

Van de verschijnselen dus, die zich na subcutane glycerine-injectie, in de verschillende perioden met betrekking tot de verwijdering van het IdNa zoo duidelijk voordeden, is dus hier niets te bemerken.

Van de geheele ingebrachte hoeveelheid 400 mgr., werd bij het gezonde dier 328 mgr., bij het koortsende dier 341 mgr. teruggevonden; een onbeteekenend verschil dat binnen de grenzen der waarnemingsfout valt.

Ten slotte deelen wij nog ééne proef mede, waarin wij jodas natricus in het lichaam brachten en de verwijdering dier stof in normalen toestand met die bij nieraandoening vergeleken. Meerdere proeven lieten wij achterwege, omdat onder den gecombineerden invloed van de joodzure natron en de glycerine-injectie de gezondheid zoodanig leed, dat het dier bezweek en terugkeer tot den norm niet kon worden waargenomen. Daar het joodzure natron op zich zelf reeds in staat is om hyperaemie der nieren te verwekken (vergelijk de onderzoekingen van BINZ 1) omtrent dit onderwerp),

1) Binz, Arch. f. exper. Pathologie. Bd. VIII, 309.

zoo werd in deze proef een veel meer intensieve nieraandoening, dan in één onzer andere proeven waargenomen. De resultaten van dit experiment zijn dan ook bizonder sprekend, daar tot aan het einde van het leven albuminurie bleef voortbestaan en bij de sectie een onmiskenbare nieraandoening kon worden geconstateerd, die zich in hoofdzaak tot de glomeruli maar ook tot de nierbuisjes uitstrekte 1). De bij deze proef verkregene resultaten vermeldt tabel X.

---

1) Het konijn overleed den 24sten Juli 's m. te 10 u. De dood trad in zonder krampen. Bij de sectie werd een zeer kleine hoeveelheid bloederig vocht in de buikholte gevonden De nieren waren groot en gezwollen, terwijl op doorsnede de glomeruli zich makroskopisch zeer duidelijk vertoonden als roode puntjes. Mikroskopisch was een sikkelvormige ruimte tusschen de glomeruli en den Bowman'schen kapsel schier overal aanwezig, deels ledig, deels met gecoaguleerd eiwit gevuld. Tal rijke nierbuisjes bevatten bloedcylinders, andere hyaline massaas, terwijl hunne epithelia troebel en onduidelijk van contour waren.

TABEL X. Konijn mannelijk geslacht.

Juli 1885	Lichaams-gewicht.	TEMP. 10 u.	TEMP. 12 u.	TEMP. 5 u.	DIEET.	Quant. Urine in 24 u.	Spec. gew.	EIWIT.	Cl. %	Cl. in 24 u.	jodas natr. %	jodas natr. in 24 uren.	
11/12	1800				300 gr wortelloof	100	1037	afw.	1.7	1.7			
12/13	1800	38.8			,,	165	1028	,,	1.56	2.574			
13/14	1800	39.1			,,	145	1026	,,	1.12	1.624			
14/15	1800	38.8			0,5 gr. jodas natr in 30 cc aq. *)	240	1020	,,	0.96	2.304	0,165	0,396	
15/16	1775				,,	230	1019	,,			Id reactie bepaling mislukt	?	
16/17					,,			,,			geen Id.		
17/18					,,			,,			geen Id.		
18/19	1800	38.5	38.9	38.3	nihil. 0,5 gr. jodas natr in 30 cc aq *)	62		sterk bloedig eiwit.	0.48	0.3	Id reactie niet te wegen.	spoor	18,VII te 10 u subcut inj. van 15 cc glyc aq. gelijke deelen.
19/20		38.4			een weinig wortelloof	26		minder bloedig eiwit. fraaie cylinders	0.4	0.104	0,14	0,036	
20/21					,,	80		spoor bloed eiwit.	0.36	0.288	0,07	0,056	
21/22	1775				,,	110		bloed ? eiwit.	0.54	0.594	0,205	0,225	
22/23	1550				nihil	220		eiwit.	0.52	1.144	Id reactie duidelijk, niet te wegen		
23/24	1350				nihil	190		eiwit.	0.62	1.18	Id reactie duidelijk, niet te wegen		

*) Te 10 u. met de oesophagussonde ingebracht.

Wij achten het de moeite waard, om in de allereerste plaats den invloed der belangrijke nieraandoening op de Cl-hoeveelheden in de urine na te gaan. De totale hoeveelheid Cl in 24 uren bedroeg onder normale omstandigheden gemiddeld 1,96 gr., op den dag der ingestie van het jodas natricus 2,304 gr.; het procentgehalte bedroeg op de normale dagen gemiddeld 1,46 %, op den dag van het inbrengen van het jodas natricus 0,96 %. Duidelijk zien wij nu weder onder den invloed der subcutane glycerine-injectie, (waarbij ditmaal zelfs minder dan gewoonlijk werd aangewend) en der gelijktijdige ingestie van jodas natricus, een belangrijke vermindering der hoeveelheid Cl en vooral van het procentgehalte intreden. Gedurende het geheele verloop der verdere waarneming bereikt noch het procentgehalte, noch de geheele hoeveelheid Cl ooit weder de in den normalen toestand gevondene cijfers. Op den eersten dag der nieraandoening is het procentgehalte 0,48 %, de twee daarop volgende dagen nog ietwat geringer (0,4 % en 0,36 %). Ondanks de bestaande nieraandoening stijgt zij echter op den vierden dag tot 0,54 % en blijft gedurende het verder verloop der waarneming nog klimmende (0,52 %, 0,62 %). De geheele hoeveelheid Cl, die op den eersten dag ontlast wordt, bedraagt slechts 0,3 gr., op de beide volgende dagen is zij nog geringer, 0,104 gr. en 0,288 gr., maar op den vierden dag openbaart zich een stijgen, 0,594 gr., dat nu tot aan den dood toe duidelijk klimmende blijft, (1,144 gr. en 1,18 gr.). Daar het dier na de subcut. glycerine-injectie voortdurend in een toestand van inanitie bleef verkeeren, en in de laatste dagen van het leven zelfs volstrekt geen voedsel tot zich nam, zoo kunnen deze wisselingen in de hoeveelheden Cl niet van de toegevoerde hoeveelheden afhankelijk worden gesteld, of als een gevolg van keukenzout-onthouding worden opgevat. Ware de laatste in het spel geweest, de hoeveelheid Cl in de urine had regelmatig tot den dood toe moeten afnemen, of een zeker minimum moeten bereiken, waarop het was blijven staan; nimmer had echter een vermeerdering van het Cl in de laatste levensdagen, bij volkomen onthouding van voedsel, daarvan het gevolg kunnen zijn. Wij zijn dus gerechtigd tot het besluit, dat in die laatste levensdagen, te beginnen met den vierden dag na het opwekken der nieraandoening, een zeker soort van hyperexcretie heeft plaats gehad. Zij kon intusschen, wegens den zoo beperkten invoer van ClNa nimmer die hoogte bereiken, die in onze andere proeven gezien werd. Het bestaan er van is echter niet te betwijfelen, en wijst ons er op, dat bij het overgaan der nieraandoening in een minder acuut stadium de beletselen tot zekere hoogte worden weggenomen, die aan de verwijdering van het Cl in den weg stonden. Volkomen dezelfde resultaten verkreeg KUIPERS in zijn vroeger (pag. 40) vermelde proeven; ook hij zag de hoeveelheid Cl in de urine toenemen, zoodra de door het inspuiten van kippen-eiwit veroorzaakte nephritis in een meer chronisch stadium overging.

Met dat minder acuut worden der nieraandoening gaat nu ook een vermeerderde diurese hand aan hand. De hoeveelheid urine, die in de eerste drie dagen na het verwekken der nephritis resp. 62 C.C., 26 C.C., 80 C.C. bedroeg, wordt op den vierden dag 110 C.C. en stijgt gedurende de beide laatste dagen van het leven nog zeer duidelijk, daar als dan nog 220 C.C. en 290 C.C. worden geloosd. Dat nu echter deze ruime water-loozing alleen en uitsluitend de vermeerdering der totale hoeveelheid Cl op die dagen zou hebben veroorzaakt, is niet waarschijnlijk, omdat ook het procentgehalte een zij het dan ook niet belangrijke stijging vertoont.

Met betrekking tot het Cl bevestigt dus deze proef alle vroeger verkregene resultaten. Zij voegt er nog een andere ervaring aan toe, volkomen in overeenstemming met hetgeen wij aan het ziekbed van den mensch, zoowel bij genezende acute nephritis, als chronische nephritis, amyloïde degeneratie, enz., waarnamen, te weten deze ervaring, dat chronische ontsteking van de nieren voor de verwijdering van het Cl geen beletsel schijnt op te leveren.

Thans de resultaten der proef met betrekking tot de jodas natricus nader beschouwd. Bij het normale dier wordt 2 $\times$ 24 u. na het inbrengen daarvan geen Id meer in de urine gevonden. Bij het met nieraandoening behebte dier is het Id tot aan den dood toe in de urine duidelijk aan te toonen 1).

Bij het gezonde dier wordt den eersten dag 396 mgr. van de ingevoerde 500 mgr. verwijderd; ook den volgenden dag bevatte de urine nog weegbare hoeveelheden jodium, waarvan echter de bepaling mislukte. In elk geval wordt dus van de geheele ingebrachte hoeveelheid reeds den eersten dag 80 % verwijderd. Het procentgehalte bedroeg dien dag 0.165 %.

En wat zien wij nu bij het dier, toen een belangrijke nieraandoening verwekt was? Den eersten dag verlaat het Id in zulke kleine hoeveelheden het lichaam, dat het niet te bepalen is en alleen door qualitative reactie in de urine kan worden aangetoond. Het wordt dus dien dag bijna geheel teruggehouden. Op den volgenden dag begint de verwijdering in weegbare hoeveelheden, maar deze zijn uiterst klein, 36 mgr., slechts ± 11 % van de geheele weegbare hoeveelheid, die het lichaam zal verlaten. Een geringe stijging openbaart zich daarop den volgenden dag, als de hoeveelheid 56 mgr., bedraagt,

1) De jodiumreactie in de urine bij het gezonde en zieke dier gelukte met amylum en rookend salpeterzuur, zoowel als met amylum en verdund zoutzuur. Naast jodaat was dus ook zeker joduur aanwezig, terwijl de ingebrachte jodas natricus op haar zuiverheid onderzocht, geen joduur bleek te bevatten. Bij de quantitatieve bepaling had dit geen invloed, daar het Id als zoodanig bepaald werd.

dat is 17 °/₀ de bedoelde hoeveelheid. De verwijdering grijpt eerst op den vierden dag plaats, wanneer 225 mgr. in de urine worden gevonden, 72 °/₀ dus van de in toto ontlastte weegbare hoeveelheid. Daarna blijft de urine, zooals reeds vermeld is, nog tot aan den dood toe Id bevatten.

Geheel in overeenstemming met deze resultaten voor de totale hoeveelheid, vertoont nu ook het procentgehalte juist op den vierden dag na het onstaan der nieraandoening het hoogste cijfer, te weten 0.205 °/₀; de beide vorige dagen bedroeg dit slechts 0.07 °/₀ (op den derden) en 0.14 °/₀ (op den tweeden dag). Van een procentgehalte op den eersten dag kan natuurlijk geen sprake zijn, omdat de toen in de urine bevatte hoeveelheid Id niet te wegen was.

Ook hier weêr houdt de verwijdering van het Id met de water-loozing gelijken tred, daar juist op den dag, waarop deze laatste duidelijk vermeerderd wordt, ook de grootste hoeveelheid der jodiumverbinding het lichaam verlaat.

De hyperexcretie van het jodas natricus, indien men daarvan wil spreken, ging ook in deze proef die van het Cl vooraf, m. a. w. de retentie van deze Id-verbinding tengevolge van nieraandoening duurt ook weder korter dan die der Cl-verbindingen.

Een vergelijking ten slotte van de onder den invloed der nieraandoening in toto teruggevondene hoeveelheid, met die in den normalen toestand, was tot onzen spijt niet mogelijk, eensdeels omdat bij het gezonde dier de bepaling der op den tweeden dag verwijderde hoeveelheid mislukte, anderdeels omdat onder den invloed der nieraandoening de urine op meerdere dagen slechts sporen Id bevatte, zoodat volledige quantatieve bepaling onmogelijk was.

HOOFDSTUK IV.

Eindbeschouwingen.

Uit de door ons in het vorige hoofdstuk beschrevene experimenten, meenen wij de volgende conclusiën te mogen trekken :

1°. Zoowel bij het konijn als bij den hond wordt gedurende het bestaan eener, door middel van subcutane injectie van glycerine verwekte, aandoening der nieren, vermindering der totale hoeveelheid Cl. in de urine waargenomen.

2°. De duur dier chloorvermindering hangt kennelijk samen met den duur der snel voorbijgaande en door volkomen genezing gevolgd wordende nieraandoening, voor zoover deze zich door het vóórkomen van eiwit in de urine openbaart.

3°. Is de nieraandoening door bizondere omstandigheden van blijvenden aard, dan is de chloorvermindering het meest intensief gedurende de eerste dagen van haar bestaan.

4°. Bij de chloorvermindering komt steeds een belangrijke daling van het procentgehalte der urine aan Cl tot stand.

5°. Behalve deze constante vermindering van het Cl-gehalte wordt nu en dan ook een vermindering der hoeveelheid urine waargenomen.

6°. Op deze chloorvermindering volgt steeds bij het verdwijnen der nieraandoening, een verwijdering van Cl in boven den norm vermeerderde hoeveelheden (hyperexcretie). Zij gaat steeds samen met een duidelijke stijging van het procentgehalte en nu en dan ook met eene vermeerderde hoeveelheid urine.

7°. Gaat de nieraandoening niet in genezing over, zoo treedt evenzeer een periode op, waarin de vermindering door eene vermeerdering gevolgd wordt.

8°. De daling en stijging in de hoeveelheden Cl, die tijdens en na de door subcutane injectie van glycerine verwekte nieraandoening worden waargenomen, zijn noch het gevolg van veranderden toevoer van keukenzout, noch van wisselingen in de lichaamstemperatuur.

9°. Bij de door subcutane injectie van glycerine verwekte nieraandoening ondergaat de excretie van het in het organismus ingevoerde joodnatrium en jodas natricus soortgelijke belemmeringen, als die bij de verwijdering van Cl worden waargenomen. Die belemmering is intusschen niet zoo intensief als bij het Cl, duurt in den regel korter, en gaat steeds met duidelijke wisselingen in de hoeveelheid der urine samen. Ook zij kan niet als een gevolg van een verheffing der lichaamstemperatuur beschouwd worden.

10°. In de nieraandoening zelve moet dus de oorzaak voor deze abnormale verhoudingen in de verwijdering van Cl en Id gezocht worden.

Trachten wij ons nu rekenschap te geven van de wijze, waarop de verwekte nieraandoening zulk een duidelijken invloed op de verwijdering van het Cl uitoefent, dan moeten wij nog op een ander punt de aandacht vestigen, dat in onze onderzoekingen de bizondere belangstelling verwekken moet. Wij vinden toch zoowel in tabel A en B, die resultaten van het urine-onderzoek aan het ziekbed bevatten, als in tabel I en III onzer proeven bij dieren, op hetzelfde oogenblik, waarop het procentgehalte aan Cl belangrijk gedaald is, een procentgehalte aan ureum, dat, wel verre van verminderd te zijn, òf niet van het normale afwijkt, òf dit zelfs niet onbelangrijk overtreft. Meermalen wordt dan ook naast een geringe totale hoeveelheid Cl een normale of zelfs een hypernormale totale hoeveelheid ureum aangetroffen. Zonder ons nu in beschouwingen omtrent de verwijdering van ureum tijdens de door ons bestudeerde of kunstmatig opgewekte ziekelijke toestanden te willen begeven, waarvoor trouwens onze waarnemingen te onvolledig en te weinig in getal zijn, mag dit feit toch bizonder opmerkenswaard heeten. Het leidt ons als van zelf tot het vermoeden, — dat het ClNa niet langs denzelfden weg als het ureum het lichaam verlaat. Raadplegen wij de pathologisch-anatomische veranderingen der nieren in de door ons bedoelde gevallen, zoo blijken zoowel bij acute ontstekingen der nieren bij infectieziekten, als bij subcutane injectie van glycerine en andere intoxicatiën, in de eerste plaats en in hoofdzaak de glomeruli door de in het bloed circuleerende abnormale stoffen aangetast. Brengen wij ons nu verder voor den geest de bekende inzichten van HEIDENHAIN omtrent de secretorische werkzaamheid der nieren, dan schijnen onze proeven eene volkomene bevestiging van zijne opvatting, dat het ClNa door de specifieke epithelia der glomeruli wordt afgescheiden.

Toch rijst hier eene bedenking. Moet de belemmering, die de verwijdering van het Cl ondervindt in eene ziekelijke aandoening der glomeruli gezocht worden, zoo zou men mogen verwachten, dat de hoeveelheid urine evenzeer zou verminderd zijn. Onze proeven en tabellen leeren echter meermalen het tegendeel. Herhaaldelijk vonden wij chloorvermindering bij onveranderde hoeveelheden urine.

Wil men dus met HEIDENHAIN aannemen, dat door de epithelia van den glomerulus, zoowel ClNa als water wordt gesecerneerd, dan moet men tot de gevolgtrekking komen, dat bij ziekelijke aandoening dier epithelia de verwijdering van Cl. eerder eene belemmering ondervindt, dan die van het water. Of men moet aan de specifieke epithelia der nierbuisjes onder die omstandigheden eene grootere beteekenis voor de verwijdering van water toekennen.

Er is intusschen nog eene andere mogelijkheid, waarbij echter met de opvatting van HEIDENHAIN gebroken wordt. Te weten deze, dat het Cl niet langs den glomerulus, maar langs specifieke epithelia der nierbuisjes zou worden gesecerneerd, die intusschen dan zeker andere moeten zijn, dan die het ureum leveren.

Waarom nu bij chronische nieraandoeningen en in een zeker stadium der door KUIPERS en ons bestudeerde nier-affectie, indien zij blijft voortbestaan, ten slotte de belemmering voor de verwijdering van Cl ophoudt of zich niet meer vertoont, daarover wagen wij het niet een vermoeden uit te spreken. Intusschen blijkt uit deze feiten voldoende, dat slechts door een acute aandoening der nieren een invloed op de verwijdering van Cl wordt uitgeoefend, terwijl zij buitendien nog van betrekkelijk korten duur is.

Keeren wij nu tot de door ons in den aanvang gestelde vraag terug:

Hoe is de chloorvermindering en chloorvermeerdering in de urine bij acute koortsige ziekten te verklaren?

Herinneren wij ons daarbij de verschillende zienswijzen omtrent deze questie in den loop der tijden ontwikkeld, dan komt het ons naar aanleiding van onze onderzoekingen wenschelijk voor, onder die allen, de verklaring uit een belemmerde functie der nieren bovenaan testellen.

Noch de verklaring uit een vastleggen van ClNa in binnen het lichaam gevormde exsudaten, noch die uit verminderden toevoer of verminderd resorptie-vermogen van het darmkanaal, noch de hypothese van Röhmann over den invloed van temperatuursverheffing op de terughouding van ClNa in het organismus kunnen ons bevredigen.

Uitvoerig hebben wij besproken, hoe de meeste acute koortsige ziekten vaak met een aandoening der nieren gepaard gaan. Wij hebben verder doen uitkomen, hoe de wijze waarop men zich het ontstaan daarvan voorstelt, met die der door ons verwekte nieraandoening, dit gemeen heeft, dat beide het gevolg zouden zijn van het passeeren door de nieren, van in het bloed aanwezige en voor het levend organismus schadelijke stoffen. De gelijkheid der resultaten van het experimenteel onderzoek en der waarneming aan het ziekbed met betrekking tot de veranderingen in de verwijdering van het Cl., geeft ons dus het recht om de meening uit te spreken, dat bij acute koortsige ziekten, de oorzaak der chloorvermindering en vermeerdering in de urine, in eene tijdelijk belemmerde en weêr tot den norm terugkeerende functie der nieren moet gezocht worden.

Wij wenschen daarmede geenszins te beweren dat nu in ieder geval van acute koortsige ziekte de chloorvermindering in de urine geheel en alleen op rekening van een nieraandoening moet gebracht worden. Bij de zoo uitermate gecompliceerde verhoudingen, waarmede men aan het ziekbed steeds te doen heeft, wachte men zich voor conclusiën, die van eenzijdigheid zouden getuigen. De historische uiteenzetting door ons in het 1ste Hoofdstuk gegeven bewijst, op welk een dwaalspoor men zich bevindt, indien men ter verklaring van het geheele verschijnsel, slechts één bepaald moment uitsluitend op den voorgrond stelt.

Het valt ons dan ook niet in, om aan den verminderden toevoer van ClNa, aan de verhoudingen der resorptie, aan den overgang van ClNa in ex- en transsudaten, ieder aandeel in het tot stand brengen van het verschijnsel te ontzeggen. Elk dezer momenten kan in een gegeven geval van gewicht zijn, maar wij meenen alleen daaraan te moeten vasthouden, d a t z i j è n o p z i c h z e l v e è n m e t e l k a n d e r n i e t i n s t a a t zijn volledig rekenschap te geven van de typische Cl-vermindering bij acute koortsige ziekten, waaraan ons onderzoek gewijd was, en die alleen door het bestaan van eene gelijktijdig aanwezige nieraandoening hare volledige verklaring vindt.

STELLINGEN.

I.

De uitdrukking „febriele albuminurie" is onjuist.

II.

Koorts als een afzonderlijk ziektebeeld heeft geen recht van bestaan.

III.

Het toedienen der diuretica bij acute ontsteking der nieren is af te keuren.

IV.

Bij de behandeling van circulatiestoornissen moet ook de toevoer van vloeistoffen bij den patient nauwkeurig geregeld worden.

V.

Het uithevelen der maag van lijders aan Ileus, is slechts een symptomatische behandeling.

VI.

Bij de antiseptische behandeling van wonden is het meer van belang, „hoe" dan „waarmede" zij geschiedt.

VII.

Alvorens tot een sectio alta over te gaan vulle men bij den patient eerst het rectum en daarna de blaas.

VIII.

De door LAHS (Arch f. Gynaec. Bd. 23 pag. 224) voorgestelde benaming „Beckeneingangsstrictur" verdient geen aanbeveling.

IX.

Het is wenschelijk het gedeelte van den zwangeren uterus, dat gelegen is tusschen den zoogen. contractie-ring en de plaats waar het cervikaal-slijmvlies begint, „onderste uterussegment" te noemen.

X.

Het katheteriseeren der urethra bij puerperae verrichte men steeds onder contrôle van het oog.

XI.

Plotselinge onthouding van morphine ter genezing van chronisch morphinismus is af te keuren.

XII.

De verklaring door Welch voor het ontstaan van oedema pulmonum gegeven is voor het meerendeel der gevallen niet aannemelijk.

XIII.

Het drinkwater moet voortaan door het filter van Chamberland gereinigd worden.

XIV.

De keratoskoop van Wekker heeft voor de praktijk geen waarde.

XV.

Aan elke goed ingerichte Universiteit, dus ook aan de onze, behoort ruime gelegenheid gegeven te worden tot het ontvangen zoowel van theoretisch als praktisch onderwijs in kinderziekten.

Printed in Dunstable, United Kingdom

91220032R00067